기분이 ── 식욕이 되지 않게

**짜증나서,
우울해서,
맛있어서!
오늘도 많이 먹은
당신에게!**

이유주 지음

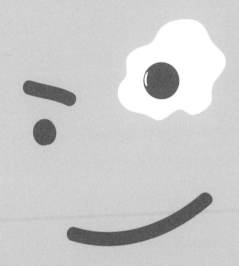

북테이블

○

지금 당신의 다이어트가
고되고 괴롭다면
잘못된 다이어트를 하는 중입니다

○

떡볶이와 샐러드 중 무엇이 살찌는 음식이고, 무엇이 살찌지 않는 음식인지 모르는 사람은 없다. 그런데 왜 우리는 살을 빼고 싶어 하면서도 떡볶이의 유혹에 넘어갈까? 그 이유는 바로 떡볶이를 먹고 싶은 '식욕' 때문이다. 일단 떡볶이가 먹고 싶다는 식욕이 생기면 머릿속에 떡볶이를 먹어야 하는 이유가 끊임없이 떠오른다. '오늘까지만 먹고 내일부터 클린 식단 하면 돼!', '오늘 안 먹는다고 바로 말라깽이가 되는 것도 아닌데 뭐', '남들 다 먹는데 나만 안 먹기도 눈치 보여'. 떡볶이를 먹고 싶은 나의 식욕을 어떻게든 합리화한다.

그렇게 떡볶이를 맛있게 먹고 나서 살이 쪄도, 행복하다면 괜찮다. 하지만 떡볶이를 실컷 먹고 나서 만족하기는커녕 후회와 자기혐오가 밀려와 괴롭다면 괜찮지 않다. '내가 이러니까 살을 못 빼지', '아까 조금만 덜 먹을걸', '먹는 것 하나도 조절 못 하는 돼지'…. 다이어트에 실패한 것만으로도 기운이 빠지는데, 기분까지 엉망진창이 되고 만다.

　나 또한 이런 고민에서 자유롭지 못했다. 부끄럽지만 살을 빼려고 무작정 굶어도 보고, 먹고 나서 토하기도 했으며, 지방분해 주사를 스스로 놓아보기도 하고, 식욕억제제를 복용해 보기도 했다. 의사가 되기 위해 공부할 때는 과도한 압박감과 스트레스로 인해 자극적인 음식과 탄수화물 중독에 빠졌고, 의사가 된 후에는 밀려오는 환자들을 진료하다가 식사시간을 놓치기 일쑤였다. 바쁘다는 이유로 5분 만에 먹을 수 있는 컵라면으로 끼니를 때우는 날이 허다했다. 진료가 끝나면 스트레스를 푼다는 핑계로 1주일에 5일은 술을 마시기도 했다. 날이 갈수록 점점 살이 쪘고 감정 조절도 잘 되지 않았다. 거울 속 내 모습이 마음에 들지 않으니 아침부터 기분이 나쁘고 사소한 일에도 짜증이 났다. 살을 빼고 싶다면서 자극적인 음식만 찾아 폭식한 후, 후회하고 자책하는 일이 잦았다. 살이 찌니까 우울해지고, 우울하니까 더 음식을 찾고, 그러니 점점 더 살이 찌는 악순환이었다. 몸과 마음 모두 건강하지 않았다.

　혹시 당신도 예전의 나와 비슷하다면, 지금 어떤 음식을 먹고 어떤 운동을 할지 고민하기보다 내 몸과 마음의 상태를 먼저 살펴야 한다. 어떤 음식이 당길 때, '내가 왜 이 음식을 먹고 싶은지' 곰곰이 생각해 본 적이 있는가? 사실 진짜 다이어트는 여기에서부터 출발해야 한다.

　우선 식욕에 대한 정확한 이해가 필요하다. 강한 의지로 식욕을 참을 수 있다고 생각하는 한 절대로 다이어트에 성공할 수 없다. 10초 동안 숨을 참거나 1시간 동안 갈증을 참는 것은 어렵지 않다. 그러나 10분 동안 숨을 참거나 1주일 동안 갈증을 참으라고 한다면? 이것은 의지의 문제가 아니다. 식욕도 마찬가지다. 우리 뇌의 특정 영역에는 호흡, 갈증, 식욕을 자동으로 조절하는 메커니즘이 있다. 산소와 수분, 체지 방은 생명체의 생존을 위해 반드시 필요하기 때문이다.

그동안 당신의 다이어트가 실패를 반복했다면 그 이유는 당신의 의 지가 부족해서가 아니라, 실패할 수밖에 없는 다이어트를 했기 때문이 다. 그간 어떤 음식을 먹을 때 내 몸이 어떤 반응을 일으키는지는 전혀 살펴보지 않은 채, 단순히 덜 먹고 더 많이 움직여 칼로리를 소모하려 고만 노력했을 것이다. 내가 아무리 덜 먹겠다고 다짐해도 식욕이 폭 발하면 결국 패배하고 만다. 내가 아무리 더 움직이려 해도 기초대사 량이 떨어지면 애써 한 운동이 수포로 돌아간다. 내 의지는 살을 빼고 싶어 하지만, 뇌에서 무의식적으로 조절하는 메커니즘은 어떻게든 몸 무게를 유지하고 싶어 하기 때문이다.

다이어트 할 때 기운이 없고 짜증이 늘고 온종일 먹는 것만 생각난 다면, 내 몸과 맞서는 잘못된 다이어트를 하고 있다는 뜻이다. 억지로 살을 빼려고 하면 할수록 몸은 체지방을 유지하려는 메커니즘을 더 왕 성하게 가동한다. 그러면 대사량은 낮아지는 반면 식욕은 높아지고 불 쾌한 기분이 들면서 얼른 다이어트를 그만두고 싶어진다.

잘못된 다이어트는 엄청나게 괴롭고 비효율적일 뿐만 아니라 반드 시 요요를 가져오며, 우리 몸을 쉽게 살찌는 체질로 바꿔버린다. 다이 어트를 하는 동안에는 먹고 싶은 음식을 먹지 못해 불행하고, 다이어 트가 끝나면 곧 뒤따라오는 요요를 겪으며 다시 살쪄서 불행하다. 더 날씬하고 더 행복해지고 싶어서 다이어트를 하는데, 다이어트를 하면 할수록 우울하고 불행해진다니 이런 아이러니가 또 있을까?

기분과 식욕은 공통점이 많다. 분명히 내 것인데 내 마음대로 되지 않는다. 주먹을 쥐고 싶으면 주먹을 쥐면 되지만 '기분이 좋아져야지'라고 결심해도 기분은 쉽게 달라지지 않는다. '식욕아, 줄어들어라!'라고 마음속으로 주문을 외친다고 해서 식욕이 줄어드는 것은 아니다. 오락가락하는 기분과 식욕에 휘둘리다 보면 늘 손해 보는 선택을 하고, 뒤늦게 후회한다.

바꿀 수 없는 것을 바꾸려 하지 말고 바꿀 수 있는 것을 바꿔야 한다. 내 입에 넣는 음식은 내가 선택할 수 있다. 단순히 칼로리가 낮은 음식이 아니라, 내 식욕을 안정시키고 대사량을 높이는 음식이 무엇인지 알아야 한다. 그리고 그 음식을 기꺼이 선택할 수 있도록 내 마음을 세심하게 살펴야 한다.

먹는 음식이 달라지면 몸에서 분비되는 호르몬도 달라지고 기분과 식욕도 달라진다. 올바른 음식을 먹는 것을 시작으로 내 기분과 식욕의 주도권을 되찾을 수 있다. 머리로는 알면서도 몸이 따라주지 않던 일들이 이때부터 조금씩 내 뜻대로 되기 시작한다. 이러한 변화는 즐겁고 편안하며, 살이 빠지는 것은 결과로서 자연스럽게 따라온다.

그간 병원에서 살과 다이어트 문제로 고민하는 수많은 환자를 만나왔다. 시간적인 한계로 인해 환자 한명 한명에게 상세히 직접 다 이야기할 수 없었던 긴 내용을 이 책에 담았다. 부디 재미있게 읽으며, 더 자유롭고 더 기분 좋은 삶에 한 발자국 다가서길 바란다.

이우주

차례

1장

식욕을
관리하고
인생이
달라졌다

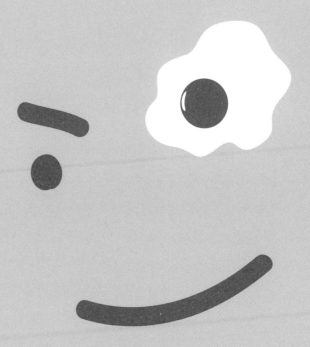

스트레스와 식욕의 무한굴레

내가 꼴찌면 어떡하지?

내 인생의 암흑기는 의학을 공부하던 시절이었다. 나는 2013년에 대학교를 졸업하고 의사가 되기 위해 의학전문대학원에 입학했다. 우리 학교에서는 매주 토요일마다 시험을 봤다. 월요일부터 금요일까지 꽉꽉 채워 방대한 양의 의학지식을 배웠고 토요일에 바로 시험을 쳐 확인했다. 한 학년을 마치려면 40번의 시험을 봐야 했고, 이 시험 결과를 모아서 낸 성적으로 등수가 정해졌다.

중·고등학교와 대학교 때는 학기에 두 번씩 중간고사와 기말고사를 봤다. 시험기간에는 당연히 힘들었고 스트레스도 받았지만 한 달 정도만 버티면 됐기에 견딜 만했다. 시험이 끝나면 그간 미뤄 뒀던 일을 하거나, 놀러 다니며 자유와 여유로움을 누렸다. 그런데 의전원은 1년 중 열 달이 시험기간이고 방학은 고작해야 여름방학 4주, 겨울방학 4주였다. 짧아도 너무 짧았다.

매주 금요일마다 밤을 새웠다. 누군가는 불타는 금요일을 즐길 때 나는 아직 한참이나 남은, 미처 다 보지 못한 시험범위 때문에 속이 활활 타들어 갔다. 하나를 외우면 하나를 까먹는 것 같았다. 목요일에 배운 내용을 공부하면 월요일에 배운 내용이 기억나지 않았다. 다시 월요일 내용을 공부하면 목요일 내용과 뒤죽박죽 섞였다.

이게 진짜 사람이 할 수 있는 일이 맞나? 내가 끝까지 해낼 수 있을까? 나는 의사랑 안 맞나? 이렇게 허덕이며 공부해서 제대로 된 의사가 될 수 있을까? 돌팔이가 되면 어쩌지? 집중해도 모자라는 마당에 중심을 못 잡고 마음이 어지럽기만 했다. 공부가 안되어 고개를 들어 주위를 둘러보면 동기들은 모두 열심히 공부하고 있었다. 똑똑한 사람들만 모아놨는데 이 중에서도 누군가는 꼴찌를 한다. 혹시 그게 내가 되면 어쩌나 하는 불안으로 가득한 나날이었다. 몸도 마음도 점차 지쳐갔다.

스트레스받을 때 유일한 낙은 먹는 것

극한의 스트레스 상황에서 손쉽게 추구할 수 있는 즐거움은 하나였다. 먹는 것. 분초를 다투며 공부하다 보니 인생의 다른 낙은 찾을 겨를이 없었다. 먹는 낙이라고 해봤자 대단한 미식도 아니었다. 늦은 밤, 집으로 돌아오는 길에 편의점에서 나의 소울푸드인 불닭볶음면에 맥주를 사와서 마시며 하루의 스트레스를 푸는 게

다였다. 매운 음식을 먹으면 그 순간에는 스트레스가 풀리는 것 같았지만 이내 속이 쓰리고 따가웠다. 위를 바늘로 콕콕 찌르는 것 같아 허리를 못 펼 정도였다. 몇 시간이 지나면 매운 음식이 장으로 내려가 배가 꾸르륵거렸다. 매운 음식을 화끈하게 먹은 만큼 화장실도 화끈하게 갔다. 고생할 걸 알면서도 스트레스를 받으면 어김없이 매운 음식이 당겼고, 이 과정을 매번 반복했다. 지금 당장 입에서 맛있다면 속이 쓰리든 설사를 하든 그건 나중 일이었다.

가장 손쉽게 마음을 달랠 수 있는 보상, 간식

신경 써서 공부하다 종종 기가 빨리는 느낌이 들면 초콜릿바나 초콜릿과자로 당을 보충했다. 그러면 입이 달아서 짠 음식이 먹고 싶어졌고, 짭조름한 맛이 나는 과자를 먹고 나면 다시 단것이 당겼다. 그러면 '새콤달콤' 캐러멜이나 '하리보' 젤리를 먹었다. 달콤한 걸 먹으면 기분이 좀 나아지는 효과도 덤으로 따라왔다.

간식은 도서관에 갇혀 공부하는 신세였던 내게 가장 손쉽게 마음을 달랠 수 있고 위로가 되는 보상이었다. 공부가 너무 하기 싫을 땐 '한 장 보고 나서 하나 먹어야지'라고 생각하며 공부했다. 좋아하는 일(간식)과 묶어 싫어하는 일(공부)을 하게 만드는 전략은 꽤 유효했다. 다만 살찌는 것은 감수해야 했다. 공부를 포기할 수는 없으니 어쩔 수 없었다. 지금 중요한 건 공부니까, 의사가 돼야 하니까, 살은 나중에 빼도 되니까…. 살까지 생각할 겨를이 없었다.

기분이 좋아서, 기분이 나빠서… 술을 마셔야 하는 이유

의전원 생활에서 빼놓을 수 없는 게 술이다. 금요일에 밤을 새우고 토요일 오전에 시험을 보고 나면 저녁에는 선후배나 동기와 술자리를 가졌다. 전날 밤새워 시험공부를 해서 피곤하니, 빨리 취하지 않기 위해 든든하게 안주를 챙겨 먹었다. 꾸역꾸역 삼겹살을 먹으며 소주를 마셨다.

의대의 인간관계는 졸업한 후에도 대개 대학병원으로 이어진다. 앞으로 몇십 년을 보는 관계가 될 수도 있으니, 술자리에서 되도록 많은 이와 안면을 트고 친분을 쌓아야 했다. 게다가 술을 잘 마시면 일을 잘하고, 술을 잘 못 마시면 일을 잘 못할 거라는 이상한 인식이 팽배했다. 어쩔 수 없이 필름이 끊길 때까지 술을 마시고, 집에 와서 토하면 식도가 따가웠다. 다음 날 속은 당연히 엉망진창이었다.

의전원에 입학할 때만 해도 나는 술을 잘 못 마시는 편이었다. 그런데 이렇게 마시다 보니 주량이 소주 한 병 반 정도로 늘었고, 술에 취한 기분도 즐기게 되었다. 어느 순간부터는 내가 먼저 술을 찾았다. 좋은 일이 있어도 술을 마시며 축하했고, 열받거나 우울한 일이 있어도 술로 풀었다. 일주일에 다섯 번 마시는 날도 있었다. 선배가 불러서, 교수님이 불러서, 생일 축하하느라, 애인과 헤어진 친구가 힘들어해서, 수술방 실습에서 충격적인 장면을 봐서, 그냥 술이 당겨서 등 이유는 다양했다.

먹고 마신다고 해서 내 문제가 모두 해결될까?

모든 화살표가 음식을 향했다. 스트레스받으니 매운 걸 먹고, 피곤하니 커피를 마시고, 의욕을 차리려 단것을 먹고, 기분이 좋아지고 싶어 술을 마셨다. 마치 먹는 거로 모든 문제를 해결할 수 있다는 듯이 굴었다.

스트레스받아 기분이 안 좋고 아무것도 하기 싫을 때 맛있는 걸 먹으면 반짝 힘이 났다. 하지만 그 효과는 무척 짧았다. 점점 더 맛있는 음식을 찾는 빈도가 늘었고 입에서는 더 강렬한 맛을 원했다. 음식의 도움을 받아 더 잘 해보려 했던 것이 음식에 의존하지 않고서는 할 수 없는 결과로 이어졌다.

몸무게가 늘어나는 것은 당연한 수순이었다. 야금야금 올라가던 몸무게는 최고점을 계속 갱신했다. 초췌한 데다 살까지 찐 모습을 거울로 볼 때마다 스트레스를 받았지만 다이어트를 하기에는 상황이 여의찮았다. 덜 먹고 더 움직이려고 해도 몸도 마음도 따라주지 않았다. 살 뺀다고 괜한 데 힘쓰느니, 먹고 싶은 대로 먹고 해야 할 공부나 열심히 하는 편이 내 상황에 맞는 것 같았다.

왜 내 기분이 내 마음대로 안 되는 걸까?

기분이 좋아야 공부가 잘되는 나

의전원에서는 동기 100명 모두가 같은 커리큘럼으로 한곳에서 수업을 들었다. 아침에 등교해 내내 같은 강의실에서 공부했고, 시간마다 교수님들이 바뀌어 들어왔다. 모두 같은 강의를 듣고 매주 시험을 쳐야 했는데, 기준에 미달하는 성적을 받으면 '재시험'을 봐야 했다. 재시험마저도 통과하지 못하면 유급하여 그 학년을 통째로 한 번 더 다녀야 했다.

나는 기복이 심한 편이라 열심히 할 때는 수업도 잘 듣고 시험 성적도 좋았지만, 방황할 때는 모두의 걱정을 한 몸에 받았다. 열심히 하느냐 방황하느냐는 당시 내 기분에 따라 달라졌다. 기분이 좋으면 에너지도 넘치고 의욕도 넘쳤다. 반대로 기분이 안 좋으면 무기력하고 모든 것이 무의미하게 느껴졌다.

그럴 때면 모두가 "유주야, 무슨 일 있어?"라고 물어볼 정도로 어두운 기운을 내뿜었지만, 딱히 뾰족한 이유가 있지는 않았다. 그냥 기분이 안 좋아졌을 뿐이었다. 동기들은 내가 어둠의 기운을 내뿜을 때는 '다크 유주', 기분이 좋아져 즐겁게 방방 날뛸 때는 '해피 유주'라고 했다. '해피 유주'는 좀처럼 볼 수 없었다. '다크 유주'가 압도적으로 많았다.

내가 순환기분장애라고? 기분에도 장애가 있다고?

신경정신의학과 수업에서 '순환기분장애'를 배울 때였다. 동기들이 "어, 이거 완전히 유주인데?"라고 입을 모았다. 순환기분장애는 한마디로 가벼운 조울증이다. 조울증에 비하면 기분이 상승하는 정도와 우울감을 느끼는 정도가 약하고 지속되는 기간도 짧다.

그러나 보통 사람들보다 훨씬 심한 기분 변화를 만성적으로 반복하며 일상적인 활동 중에도 쾌감, 희열감, 우울감, 무력감 등의 다양한 감정을 강하게 경험한다. 정서적 안정성이 부족하여 항상 감정적으로 불안정한 상태이고, 감정 변화가 일상생활과 사회생활에 영향을 미쳐 업무 성과나 학업 성적이 들쑥날쑥한 경우가 많으며, 대인관계에서도 어려움을 겪는다. 기분에 따라 음식을 먹기도 하고 수면에도 편차가 있다.

기분은 삶에서 꽤 많은 것을 좌우한다

누가 봐도 내 얘기였다. 나는 기분에 따라 좌우되는 것이 무척 많았다. 기분이 좋을 때의 나와 기분이 나쁠 때의 나는 아예 다른 사람이었다. 기분이 좋을 때의 나는 잘 웃고 매사에 의욕적이었다. 에너지가 넘쳐 수업도 열심히 듣고 공부도 열심히 했다. 뭐든지 잘 해낼 수 있을 것 같은 자신감도 충만했다.

문제는 기분 좋은 시기가 드물고 오래가지 않는다는 것이었다. 기분을 안 좋게 하는 일은 너무 많았다. 일단 기분이 나빠지기 시작하면 모든 게 와르르 무너졌다. 몸도 무거워졌고 무기력해졌으며 집중력도 떨어졌다. 예민해지고 사소한 일에도 짜증이 났다. 명절을 맞아 지방에 갔다가 사소한 일로 가족과 싸우고 따로 돌아오거나, 여행 가서 대판 싸우고 일정을 망쳐 버리기도 했다. 기분이 안 좋을 때면 나 자신을 주체할 수 없었다.

꼭 해야 할 일도 버거웠다. 시험이 당장 코앞에 다가와도 기분이 안 좋으면 공부가 손에 잡히지 않았다. 이렇게 기분이 나쁜데 공부가 무슨 소용이냐는 식이었다. 머리로는 공부해야 한다는 걸 아는데 몸도 마음도 따라주지 않으니 더 한심하게 느껴졌다. 해야 할 일을 제대로 하지 못하면서 자존감도 떨어지고 더 우울해졌다.

기분이 안 좋은 채로는 아무것도 할 수 없으니 어떻게든 기분을 좋아지게 해야 했다. 맛있는 음식을 먹거나 쇼핑을 하면 잠깐 기분이 나아졌다. 그러나 과식과 과소비는 장기적으로 더 큰 문제였다. 정신을 차린 뒤, 살찐 내 모습과 쓸데없는 소비로 텅 빈 통장을 보면 후회가 밀려오며 다시 기분이 나빠졌다. 더 많은 음식을 먹고, 더 비싼 물건을 사야만 기분이 나아졌다. 악순환이었다.

기분에 따른 과식이나 과소비도 순환기분장애 증상 중 하나였다. 순환기분장애가 있으면 폭식장애, 알코올중독 등의 발병 위험이 높아진다. 나는 왜 이렇게 예민하고 감정 기복이 심한지, 남들도 다 이런지, 나만 유별난 건지, 내가 특이하다면 왜 그런 건지 궁금했는데 순환기분장애라는 질환으로 내 증상을 명료하게 설명할 수 있었다. 모든 게 다 평균인 사람이 누가 있겠나 싶지만, 나의 감정 기복과 기분 변화는 보통 사람들보다 확실히 심했다.

내 기분의 기본값은 마이너스 4

그 당시 쓴 몇 년 치의 일기장에는 기분이 안 좋다, 우울하다는 말이 곳곳에 가득했다. 제일 기분이 나쁜 것을 -10, 제일 기분이 좋은 것을 +10이라고 한다면, 내 기분의 기본값은 -4였다. 항상 기분이 저조했고, 가끔씩만 기분이 좋아졌다.

이렇게 기분에 좌우되며 살기에 인생은 그리 호락호락하지 않았다. 기분이 좋을 때 열심히 공부해 100점을 맞아도, 기분이 나쁠 때 20점을 맞으면 평균은 60점이었다. 이미 20점 맞은 성적을 돌이킬 방법은 없었다. 하루하루 최선을 다해도 모자랄 판에, 기분에 휘둘려 내가 내 인생에 어깃장을 놓고 내 발목을 잡았다.

주변에 나와 달리 항상 밝고 기분이 좋은 친구가 있었다. 기분을 날씨에 비유한다면, 그 친구는 대부분 맑고 아주 가끔 비가 오는, 화창하고 따뜻한 캘리포니아 기후 같았다. 반면 나는 항상 춥고 흐리며 눈비가 오다가, 아주 가끔 해가 뜨는 시베리아 기후였다. 나도 캘리포니아 기후에 살고 싶었지만, 내 기분인데도 내 마음대로 되지 않았다. 어떻게 하면 기분의 기본값을 +3 정도로 올릴 수 있을까? 아니, 그냥 0만 되어도 한결 나을 것 같은데….

하지만 방법을 모르니 어떻게 노력해야 할지 막막했다.

태어나서 한 번도 만난 적 없는 몸무게

굶는 다이어트는 무쓸모

연말에 2주 동안 시험을 10개 정도 봐야 하는 피 말리는 시기가 있었다. 크리스마스이브에도 시험을 봤으니, 고단한 것은 물론이고 우울감이 극에 달했다. 하루쯤은 쉬어야겠다고 마음먹고 크리스마스에 동기들끼리 모여 소소한 송년회를 열었다. 다들 모여 소주와 삼겹살, 찌개와 냉면을 먹고 감자튀김과 소시지에 맥주를 마시고, 마지막으로 아이스크림까지 먹었다. 배는 불렀지만 입이 즐거우니 계속 먹었다. 목구멍까지 음식이 꽉 찼다. 집에 돌아와 샤워하려고 거울을 봤더니 배가 불룩했다. 체중계에 올라갔더니 태어나서 한 번도 본 적 없는 높은 숫자가 찍혔다.

꾸역꾸역 먹은 것을 후회했다. 이게 다 살이 되면 안 된다는 생각에 목구멍에 손가락을 넣어 토했다. 소화되지 않은 음식들이 먹은 순서의 역순으로 쏟아져 나왔다. 먹고 일부러 토하는 섭식장애 증상이었다. 살찐 나를 그대로 두면 큰일 날 것 같은 두려움에 어떻게든 살을 빼야겠다고 결심했다.

다음 날이 12월 26일이었는데 올해 먹을 음식은 다 먹었으니 새해까지 굶어야겠다고 생각했다. 배가 고파도 물만 마셨다. 하루 이틀은 견딜 만했지만, 사흘째가 되니 너무 힘이 없어 수업조차 갈 수가 없었다. 수업을 빠지고 온종일 침대에 누워만 있었다. 화장실에 가려고 몸을 일으키면 눈앞이 핑 돌고 어지러웠다.

나흘 만에 3kg이 빠졌지만 결국 12월 30일에 금식을 그만두었다. 굶다가 먹으니 흰죽에 김치만 먹어도 맛있었다. 하지만 이내 원래 좋아하던 떡볶이, 라면, 과자, 아이스크림이 먹고 싶어졌다. 단식 후에는 자극적인 음식을 못 먹는다던데 나와는 상관없는 얘

| 닥터 유주의 Q&A |

왜 '먹토'를 하면 안 되나요?

습관적으로 폭식하고 구토하면, 식도가 손상되고 위가 늘어지거나 위 천공(위에 구멍이 뚫린 상태)이 일어날 수 있다. 위산 역류로 역류성 식도염이나 치아 부식이 발생할 수도 있다. 구토할 때 다량의 침이 분비되며 침샘이 비정상적으로 커지는 경우도 있는데, 이로 인해 얼굴형이 바뀌면 더 극심한 스트레스를 받게 된다.

무엇보다 억지로 구토해도 먹은 음식을 모두 게우지 못하므로 체중 증가를 완벽하게 막을 수는 없다.

기였다. 이전과 똑같이 맛있었고, 먹고 싶은 대로 마구 먹었더니 몸무게는 곧장 이전으로 돌아갔다.

기분이 나빠서 먹고, 먹으면 살찌고, 그런 내가 싫어지고!

우울했다. 내가 원하는 얼굴과 몸은 이게 아닌데…. 달고 짜고 매운 음식만 주야장천 먹어대니 살찌는 것은 물론이고 붓기까지 심했다. 아침에 눈을 뜨면 '오늘은 얼마나 부었으려나' 하는 걱정부터 들었다. 얼굴에 살이 많은 편인 데다 눈두덩이에 특히 살이 많아 부으면 쌍꺼풀이 사라졌다. 그럴 때마다 붓기 속에 파묻힌 쌍꺼풀을 어떻게든 되살리려고 눈꺼풀을 비비며 하루를 시작했다.

얼른 나가야 하는데, 마땅한 옷이 없어 옷장 앞에서 한숨만 쉬었다. 이미 작아진 옷들은 몸에 끼고 답답해 숨을 못 쉴 지경이고, 불어난 몸무게에 맞춰 큰 사이즈의 옷을 사자니 살찐 내 몸을 인정하는 것 같아 용납할 수 없었다. 이 옷, 저 옷을 입고 벗으며 짜증을 내다 결국 헐렁하고 후줄근한 옷을 선택했다.

하루의 시작부터 스트레스와 짜증이 가득했다. 살 빼는 것도 실패하고, 뭐 하나 제대로 하는 게 없는 것 같았다. 먹으면 찌는 걸 알면서도 자제하지 못하고, 살찌면 스트레스받을 걸 알면서도 관리를 못 하는 스스로가 한심했다. 나 자신이 너무 마음에 안 들었다. 기분이 안 좋으니 음식을 먹고, 음식을 먹다 보니 살이 찌고, 살이 쪄서 기분이 안 좋아지는 악순환이었다.

나에게는 외모에 대한 강박과 집착이 있었다. 누구에게도 흐트러진 모습을 보이고 싶지 않았기에 화장하지 않으면 집 밖에 나가지 않았다. 화장하고 머리를 만지고 옷을 차려입는 데 매일 많은 시간을 썼다. 집 앞 편의점에 가도 화장을 했고, 시험 치는 날에도 고데기로 머리를 말고 나갈 정도였다. 자기 관리를 잘하면 좋지만, 주객이 전도된 게 문제였다.

얼굴을 내세우는 연예인도 아니면서, 외모에 집착하느라 정작 해야 할 일은 제대로 못 하는 자신이 싫었다. '그냥 지금 이대로 만족하며 살 수는 없을까?'라는 생각이 드는 것도 잠시뿐, 거울을 보면 기분이 나빠지는 건 어쩔 수 없었다. 어떻게든 살을 빼고 싶었다. 살찐 게 모든 문제의 원흉이니, 살을 빼면 답답하고 짜증 나고 우울한 감정도 나아지리라 생각했다.

| 닥터 유주의 Q&A |

섭식장애도 살을 빼면 고칠 수 있지 않나요?

섭식장애는 살찐 그 자체가 원인이 아니기 때문에 몸무게와 상관없이 누구에게나 올 수 있다. 당시 나는 몸무게가 정상범위에 속했으나 스스로를 뚱뚱해서 못 봐주겠다고 생각했기에 엄청나게 스트레스를 받았다. 섭식장애는 몸이 문제가 아니라 마음이 문제라서 살을 빼는 것만으로는 증상이 나아지기 어렵다. 섭식장애를 고치지 않고 몸무게만 줄여봤자, 또다시 남과 비교하며 우울해지거나 음식에 대한 강박이 생겨 불안해지기 쉽다. 몸무게를 바꾸려 하기 전에 내 마음이 어떤지부터 살펴야 한다.

첫 번째 실패, 식욕억제제

2015년 여름, 다이어트 병원에서 처음으로 식욕억제제를 처방받았다. 과정은 생각보다 간단했다. 당시 의사 선생님은 내게 "보기보다 체지방이 좀 많네요"라며 별다른 말 없이 식욕억제제를 한달 치 처방해 주었다. '그냥 먹으면 되는 건가? 일단 먹어보자' 하고 생각하며 식욕억제제를 먹었다. 그랬더니 거짓말처럼 입맛이 뚝 떨어지며 밥알이 모래알처럼 느껴졌다.

식욕억제제는 향정신성 의약품*으로 신경계에 작용해 교감 신경을 항진시킨다. 긴장하면 잠들지 못하거나 밥을 먹지 못하는 것과 같은 상태를 유발해 식욕을 떨어뜨린다. 식욕억제제를 먹었더니 밥을 안 먹어도 배가 안 고팠다. 그야말로 신세계였다. 살이 쑥쑥 빠졌다.

향정신성 의약품인 만큼 부작용도 있었다. 약을 먹으면 손 떨림이나 입 마름, 두근거림 같은 증상이 생겼다. 신경계에 작용하는 약이라 기분 변화도 심했다. 안 그래도 감정 기복이 심한데 약까지 먹으니 더했다. 갑자기 에너지가 넘치며 말이 많아졌다가, 또 갑자기 한없이 무기력하고 우울해졌다. 내가 내가 아닌 것 같은

---

* 향정신성 의약품은 인간의 중추신경계에 작용하는 약물이다. 오용 또는 남용할 경우, 인체에 심각한 위해와 의존성을 가져올 수 있다. 항불안제, 진정제, 수면제, 프로포폴 등이 여기에 해당한다. 식욕억제제의 종류 및 좀 더 자세한 설명은 249쪽을 참고.

낯선 기분이 들기도 했다.

이런저런 부작용이 불편하고 약을 오래 먹으면 안 될 것 같아 최대한 빨리 살을 빼려고 노력했다. 원하는 몸무게에 빨리 도달하기 위해 거의 음식을 먹지 않았다. 그러나 약을 끊고 다시 음식을 먹으면 살이 쪘다. 빠진 몸무게를 유지하려니 먹을 수 있는 게 없었다. 먹으면 살찌는, 고로 '음식 = 살'이라고 생각하면서 먹는 것에 강박이 생겼다. 음식을 보면 '이걸 먹고 몸무게가 늘면 어쩌지, 살찌면 어떡하지' 하는 걱정부터 했다.

식욕억제제를 끊으면 식욕이 미친 듯이 높아지면서 요요현상이 유독 심하게 찾아왔다. 아무리 노력해도 식욕을 당해낼 수 없었다. 당연히 도로 살이 쪘다. 살이 찌면 또다시 식욕억제제를 먹는 수밖에 없었다. 식욕억제제의 도움을 일단 한 번 받은 이상 혼자 힘으로 굶을 수는 없었다. 식욕억제제에 의존하는 정도가 점점 심해졌다.

몇 년 뒤 의사가 되어 식욕억제제를 직접 처방해 보니, 이렇게 마음대로 식욕억제제를 복용하는 것이 가장 나쁜 복용법이었다. 식욕억제제의 도움을 받아 자극적인 음식을 피하고 균형 있는 식단으로 찬찬히 몸무게를 줄였어야 했는데, 극단적으로 금식을 했으니 식습관은 더 엉망진창이 되었다. 게다가 식욕억제제를 끊을 때도 식욕이 지나치게 치솟지 않도록 천천히 용량을 조절하며 줄여야 했는데 내 마음대로 먹었다가 말았다가를 반복했다. 그러니 몸무게를 줄여봤자 요요현상이 뒤따르는 것은 당연한 수순이었다.

살이 찌면 다시 약을 먹어서 빼면 되지 않느냐고 생각할 수 있다. 그러나 식욕억제제는 내성이 있다. 처음엔 기가 막히게 효과가 좋은데, 계속 먹으면 그만큼 효과가 나오지 않는다. 그러면 약을 더 세게 써야 하고, 약을 늘리다 보면 하루 최대 허용량을 먹게 된다. 그러다 보면 약을 더 이상 늘릴 수 없는데 살이 안 빠지는 지점에 도달한다. 이때부터는 정말 진퇴양난이다. 효과가 없다고 약을 끊으면 살이 더 찐다. 약을 먹어야 간신히 현재 몸무게를 유지할 수 있고, 약을 끊으면 다시 몸무게가 늘어나 버린다.

| 닥터 유주의 Q&A |

그래도 식욕억제제가 필요한 사람이 있죠?

체질량 지수(BMI)가 30 이상이거나, 체질량 지수가 27 이상이고 당뇨 등 위험인자를 동반하는 환자는 식욕억제제의 이득이 위험보다 크다고 볼 수 있다. 식욕억제제는 반드시 의사와 상의 후 복용법을 결정해야 하며, 부작용의 위험을 줄이기 위해 3개월 이내로만 복용해야 한다.

식욕억제제만 복용해서는 체중을 5% 이상 감량하기 어렵다. 반드시 식사와 더불어 운동 등 생활습관 개선을 병행해야 한다. 식욕억제제로 체중을 감량하는 것이 아니라, 식욕억제제의 보조를 받아 올바른 다이어트를 하겠다고 마음먹고 노력해야 한다.

특히 식욕억제제는 처음 복용할 때 가장 효과가 좋고, 반복해서 복용하면 효과가 떨어지므로, 딱 한 번만 쓸 수 있는 방아쇠라고 생각하고 신중하게 복용하는 태도가 필요하다.

두 번째 실패, 운동

누군가는 그냥 좀 더 먹고 먹은 만큼 운동하면 된다고 쉽게 말한다. 이건 정말 뭘 모르는 소리다. 원래 운동을 좋아하는 사람들이나 운동으로 다이어트를 할 수 있다. 나는 운동을 아주 싫어하는 데다, 운동을 하면 식욕이 솟구쳐 살이 빠지기는커녕 몸무게가 오히려 늘어났다. 운동 후에는 미친 듯이 배가 고팠다. 하기 싫은 운동을 억지로 꾸역꾸역 하고, 밀려오는 식욕까지 참아내는 것은 사람이 할 짓이 아니었다.

운동을 하면 시간도 뺏기고 몸도 더 피곤해지는 반면에 식욕은 더 치솟아 너무 힘들었다. 차라리 안 먹고 운동도 안 하는 게 훨씬 나았다. 공부를 비롯해 할 일이 태산같이 많은 상황에서 다이어트에만 매달리는 것은 현실적으로 불가능했다.

몇 번 운동해 보지도 않고 이렇게 말하는 게 아니냐고? 나는 그간 여러 운동에 도전해 무수히 실패했다. 홈트레이닝, 러닝, 줄넘기같이 집에서 가볍게 시작할 수 있는 운동부터 일대일 필라테스, 단체 필라테스, 요가, 헬스, 골프는 물론 저주파 자극을 이용해 근육을 수축하는 EMS 트레이닝까지 해봤다. 그중 한 달 이상 흥미를 붙일 수 있는 것이 단 하나도 없었다.

일대일 필라테스를 할 때였다. 수업 시간마다 죽상을 하고 있으니, 보다 못한 선생님이 "이렇게 운동을 싫어하는 분이 어떻게 운동하겠다고 등록할 마음을 먹으셨어요?"라고 물었다. 나 역시 대답할 말이 궁색해 "그러게요"라고 답했고, 한 달이 지나자 더는 등록할 이유를 찾지 못했다.

단체 필라테스에 가면 나는 늘 혼자 개수를 못 채우고 중간에 포기했다. 잘하는 사람들을 구석에서 바라보며 소외감을 느꼈다. 헬스장에서는 건장한 헬창들 사이를 비집고 들어가 기구를 쓸 용기가 없어 러닝머신과 사이클만 이용하고는 집에 돌아왔다.

나와 맞는 운동을 못 찾아서인지, 운동 선생님이 가르치는 방식이 나와 안 맞아서인지, 내가 운동에 마음을 못 열어서인지 알 수 없지만 나의 무수한 도전은 전부 참담한 실패로 끝났다.

그 당시 나는 운동이 재미없었다. 나는 '운동을 싫어하는 사람'이었다. 운동하면 더운 것도 싫고 땀 흘리는 것도 싫고, 화장이 뭉개지는 것도 싫고, 운동 뒤 근육통이 생기며 피곤해지는 것도 성가셨다. 운동이 싫은 이유는 수도 없이 많았다. 머리로 운동의 필요성을 아는 것만으로는 꾸준한 행동과 실천을 이끌어낼 수 없었다. 기회만 되면 언제든 운동을 관두고 싶었다.

'이번엔 진짜 잘해봐야지!' 하고 결심하고 헬스장에 등록했다가 한 달 만에 나가떨어지는 일이 반복될수록 '난 역시 운동을 싫어해'라는 생각만 더 굳어질 뿐이었다.

나는 당당한 탄수화물 중독자

탄수화물 중독에 빠진 게 죄는 아니잖아!

나는 탄수화물을 엄청나게 좋아했다. 누가 "어떤 음식을 좋아하세요?"라고 물으면 "탄수화물 좋아해요"라고 대답할 정도였으니까. 치킨보다 떡볶이, 탕수육보다 짜장면, 스테이크보다 파스타, 회보다 초밥을 더 좋아했다. 짬뽕은 면만 건져 먹곤 해서 내가 다 먹은 짬뽕 그릇은 마치 갓 나온 짬뽕밥처럼 보였다. 떡볶이에는 면 사리를 추가하여 밥을 볶아 먹은 뒤, 후식으로 아이스크림까지 먹어야 끝났다.

당연히 탄수화물 중독 증상도 심각했다.

탄수화물 중독 체크 리스트

1. 아침을 많이 먹어도 점심 전에 배고픔을 느낀다. ☐

2. 밥보다 빵이나 면을 더 좋아한다. ☐

3. 배가 부르고 속이 더부룩해도 계속 먹는다. ☐

4. 식사 뒤에 꼭 달콤한 디저트를 찾는다. ☐

5. 밥을 먹고 난 뒤 식곤증이 심하다. ☐

6. 배가 고프지 않은데도 뭔가를 먹고 싶을 때가 있다. ☐

7. 오후 3시쯤 당이 떨어져 나른하고 집중이 안 된다. ☐

8. 과자, 초콜릿, 케이크, 도넛, 마카롱 같은 간식을
   주 3회 이상 먹는다. ☐

9. 콜라, 과일주스, 이온음료, 달콤한 커피 등 단맛이 나는
   음료를 좋아한다. ☐

10. 다이어트를 위해 식이조절을 하려 해도 3일을 넘기기 어렵다. ☐

해당 사항이 0~3개면 정상, 4~5개면 탄수화물 중독 위험군, 6개 이상이면 탄수화물 중독이라고 볼 수 있다. 나는 10가지 모두에 해당했다. 그 사실을 잘 알면서 "나는 탄수화물을 좋아해. 탄수화물 중독이야"라고 당당히 말했다.

하지만 탄수화물 중독은 결코 자랑이 아니다.

과도한 탄수화물 섭취의 부작용

내 입엔 탄수화물이 제일 맛있는 걸 어쩌라고? 고기에 환장하는 사람이 있듯, 나는 탄수화물에 환장하는 취향일 뿐이라고 생각했다. 영양소가 균형을 이룬 건강한 맛은 지루하고 맛도 없었다. 잘 차려진 한정식보다 짜파게티 한 그릇이 훨씬 맛있었다.

하지만 딱 한 가지 무시하기 어려운 부작용이 있었다. 바로 탄수화물을 먹으면 너무너무 졸린다는 사실이었다.

식곤증을 영어로 '푸드 코마food coma'라고 한다. 탄수화물로 가득 채운 식사를 하고 나면 정말 의식 불명, 즉 코마coma 상태에 가까울 만큼 졸렸다. 학생 때는 점심에 밥을 잔뜩 먹고 아이스크림까지 먹은 뒤 오후 수업시간에 비몽사몽 앉아 있으면 그만이었다. 하지만 의사가 된 뒤 절대 졸면 안 되는 상황에서 식곤증이 찾아오니 곤란했다. 안 그래도 잠이 부족한데 밥을 먹고 나면 기절할 것처럼 잠이 쏟아져 버티기 힘들었다. 수술방에서 깜빡 잠들어 기구를 떨어뜨릴 지경으로, 서서도 잠들고 눈을 뜨고도 잠들어 버리니 위험하기까지 했다. 쏟아지는 잠을 참는 것은 고문처럼 괴로웠다.

밥을 안 먹으면 배가 고파 힘들고, 밥을 먹으면 졸려서 미칠 듯이 힘들고. 이래도 저래도 힘든 상황에서 내 해결법은 '밥을 빨리 먹고 조금이라도 눈을 붙이자'였다. 그래서 5분 만에 먹어 치울 수 있는 컵라면이 주식이 되었고, 허겁지겁 배를 채운 뒤 바로 누워 자다 보니 역류성 식도염이 생겼다. 살찌는 것은 차치하더라도 일에 지장이 생기고 건강에도 문제가 생기니, 이대로는 안 되겠다는 위기감이 슬금슬금 차올랐다.

| 닥터 유주의 Q&A |

탄수화물 중독이 왜 문제가 되나요?

탄수화물 중독은 말 그대로 탄수화물 섭취에 중독된 상태를 뜻한다. 탄수화물은 우리 몸의 에너지원으로 쓰이므로 우리 뇌는 탄수화물 섭취를 원하도록 진화해 왔다. 탄수화물을 섭취하면 도파민, 엔도르핀 등이 분비되며 기분이 좋아진다. 때문에 탄수화물이 많은 음식은 먹으면 먹을수록 더 먹고 싶어지는 중독성이 있다. 특히 설탕과 밀가루처럼 정제된 탄수화물은 흡수가 빨라 혈당을 더욱 급격히 올리기 때문에 밥보다 중독성이 더 높다.

탄수화물은 에너지원으로 꼭 필요한 영양소지만, 지나치게 많이 먹으면 뇌가 탄수화물을 점점 더 갈구하는 중독 상태에 이를 수 있다. 그러면 내가 원해서가 아니라 뇌가 원해서 내 의지와 상관없이 자꾸 탄수화물을 찾아서 먹게 된다.

과도한 탄수화물 섭취는 비만과 당뇨, 고혈압, 고지혈증, 심혈관질환 등 각종 성인병의 원인이다. 지금 당장 진단받은 질병이 없다고 안심해서는 안 된다. 몸무게가 자꾸만 늘어난다면 몸의 대사에 이미 문제가 생겼을 확률이 높다.

30대, 생존을 위해 운동을 시작하다

아프지 않으려고 시작한 운동

의사라고 하면 똑 부러지게 자기 건강을 잘 챙길 것 같지만 나는 그러지 못했다. 식사는 엉망인 데다 운동도 싫어하니 체력이 나날이 떨어져 갔다. 게다가 일할 때 무거운 레이저 장비를 반복적으로 들어야 해서 만성적인 어깨와 손목 통증에 시달렸다. 도수치료를 받으며 근근이 버텼는데, 도수치료 선생님이 운동으로 근력을 키워야 낫는 통증이라고 하셨다. 다이어트고 뭐고, 아프면 일을 할 수 없고 돈도 벌 수 없으니 다시 한번 운동에 도전했다. 근력을 키우는 운동을 배우기 위해 퍼스널 트레이닝PT을 선택했다.

PT 선생님에게 내가 얼마나 운동을 싫어하고 못하는지, 이제껏 운동에 실패한 이력을 충분히 이야기하고 너무 무리하게 몰아붙이지 않는 선에서 운동을 시작했다. 다이어트에 대한 마음은 내려놓았다. 운동 목적이 살 빼기가 아닌 근력 강화였기에 열심히 운동하고 음식을 두둑이 챙겨 먹었다. PT 선생님도 잘 먹어야 근육이 생긴다며 스트레스받지 말고 먹고 싶은 것은 무엇이든 먹으라고 했다. 밤 10시에 피자를 먹어도 잘했다고 칭찬받을 정도였다.

처음으로 몸의 생김새보다 기능에 관심을 두다

운동과 스트레칭만으로도 컨디션이 한결 나아졌다. 가벼운 무게로 시작해, 갈 때마다 동작에 익숙해지고 횟수가 늘면서 점점 더 무거운 무게를 들 수 있으니 재미를 느꼈다. '지난번보다 나은 이번'을 목표로 꾸준히 하다 보니 어느새 꽤 무거운 것도 들 수 있었고 어깨와 손목 통증도 많이 개선되었다.

운동에 재미가 붙으니까 몸을 쓰는 일에 자신감이 생겼다. 식단을 제한하지 않아 체중이 늘었지만 같은 몸무게여도 근육과 체지방의 비율이 달라졌고, 눈으로 봤을 때도 건강해 보여 꽤 마음에 들었다. 태어나 처음으로 몸의 생김새보다 기능에 더 관심을 두게되었다. 나의 노력으로 몸의 기능이 좋아졌다는 사실이 뿌듯했다. 내 몸은 남에게 보여주고 평가받기 위한 것이 아니라는 사실을 깨달으며 외모에 대한 강박과 집착도 나아졌다. 섭식장애 증상도 완화되었다. 운동으로 몸이 건강해지자 마음도 같이 건강해졌다.

아프지 않으려고 시작한 운동은 의외로 기분 개선에도 효과적이었다. 그렇게 하기 싫었던 운동이 조금씩 좋아졌다. 여행을 가거나 일이 바빠 운동을 쉬면 기분 조절이 어려운 것을 실감하며, 운동이 내 인생에 유리하고 득이라는 것을 체험했다. 그렇게 1년 정도 운동하고 나니 좀 더 잘해 보고 싶은 욕심이 생겼다.

열심히 운동한 기록, 보디 프로필

운동에 몰두하던 때가 마침 보디 프로필 촬영이 한창 유행하던 시기라, 나 역시 열심히 운동한 결과를 사진으로 간직하고 싶어 보디 프로필에 관심이 갔다. 하지만 촬영을 결정하기 전, 남들이 하니 나도 한번 해보자는 마음은 아닌지 신중하게 따져봤다. 보디 프로필을 찍은 뒤 극심한 요요현상으로 인해 식욕억제제를 처방받으러 오는 사람이 많을 만큼 부작용이 만만치 않기 때문이었다. 극단적인 운동과 식단으로 보디 프로필을 촬영한 후 요요가 와도, 이미 질릴 대로 질린 운동과 식단으로는 좀처럼 체중을 줄이기 힘들다.

나 역시 내 몸이 감당하지 못할 정도로 무리하게 체지방을 줄이려는 것은 아닌지 신중하게 고민한 후, 목표 체중과 목표 체지방률을 정했다. 예쁜 사진을 남기기 위한 몸이 아니라, 열심히 운동하고 건강한 음식을 먹었을 때 도달할 수 있는 최선의 컨디션을 만들고 그 결과를 사진으로 남기는 것을 목표로 했다. 열심히 운동하고 그 결과를 간직하기 위해서 보디 프로필을 촬영하는 것이지, 사진을 찍기 위해 운동하는 게 아니라고 되뇌었다. 주객이 전도되지 않도록 정신을 바짝 차려야 했다.

보디 프로필을 찍는다고 하면 흔히들 닭가슴살과 고구마, 채소만을 먹는데 나는 탄수화물 양을 조절하는 일반식을 선택했다. 탄수화물 사이클링이라는 방법으로, 하루에 먹는 탄수화물의 양을 쌀밥 기준으로 100g, 200g, 300g으로 제한하여 돌아가며 먹었다 (쌀밥 100g에는 수분, 단백질 등의 다른 성분을 제외하면 탄수화물이 약 35~40g 들어 있다). 탄수화물을 제외한 다른 영양소는 충분히 먹었다.

나도 모르는 사이에 탄수화물 중독에서 해방되다

운동 뒤 먹는 음식은 뭐든 꿀맛이었다. 나는 퍽퍽한 식감을 싫어해 고구마는 누가 줘도 안 먹었는데, 고구마의 달콤함이 너무 황홀했다. 저녁으로 샐러드만 먹으면 못 견딜 줄 알았는데, 올리브유를 충분히 곁들이고 단백질 양을 늘리니 포만감이 꽤 오래 유지되었다.

운동은 아침저녁으로 하루에 두 번씩 했다. 아침에는 주로 근력운동을, 저녁에는 약 20분 동안 땀을 흠뻑 흘릴 만큼 인터벌 운동*을 했다. 술은 마시지 않았다.

닭가슴살에 고구마만 먹는 가혹한 식단이 아닌데도 먹고 싶은

---

* 인터벌 운동은 높은 강도의 운동과 낮은 강도의 운동(불완전한 휴식)을 번갈아 반복하는 운동법으로 시간 대비 고효율을 낼 수 있는 운동법이다.

저탄수화물 식단과 탄수화물 사이클링 식단은 어떻게 다른가요?

탄수화물을 지나치게 제한하면 면역력 저하, 탈모, 가임기 여성에게는 생리불순 등의 문제를 초래할 수 있다. 탄수화물 식품에 포함된 식이섬유 섭취가 부족해질 수 있고, 탄수화물 대신 단백질이나 지방을 지나치게 많이 섭취해 신장결석, 케톤증 등의 부작용이 나타날 수도 있다.

나는 보디 프로필 촬영을 준비하면서 탄수화물 사이클링 식단을 선택했다. 아침에는 사과 반 개 정도로 과일을 소량 먹고 저녁에는 연어, 새우, 소고기, 닭고기 등 단백질이 충분히 들어간 샐러드에 올리브유, 발사믹 식초를 드레싱으로 추가하여 먹었다. 점심은 매일 다르게 구성했다. 탄수화물 100g을 먹는 날은 점심으로 쌀밥 100g에 달걀물을 입혀 구운 두부와 버섯을 반찬으로 먹었다. 200g을 먹는 날은 점심으로 초밥이나 포케를 먹었다. 300g을 먹는 날은 점심으로 쌀밥 100g과 반찬을 먹고, 중간에 간식으로 작은 고구마 한 개를 먹고 저녁에는 샐러드와 함께 통밀빵 100g을 먹었다.

탄수화물을 100g으로 제한하는 날만 잘 넘기면 다른 날에는 탄수화물을 꽤 넉넉하게 먹을 수 있어 식단을 지속하는 데 괴로움이 덜했다. 매일 '닭고야'와 같이 똑같은 음식만을 먹는 게 아니라서 특정한 음식에 질리지 않는 것이 탄수화물 사이클링 식단의 가장 큰 장점이었다.

탄수화물 사이클링 식단도 넓게 보면 저탄수화물 식단이지만 우리 몸에 저장되는 글리코겐의 양에 변화가 생긴다는 게, 매일 일정한 양의 탄수화물을 먹는 저탄수화물 식단과의 차이점이다.

글리코겐은 탄수화물이 간과 근육에 저장되는 에너지 형태로, 체지방보다 빠르고 즉각적으로 이용할 수 있는 에너지원이다. 탄수화물 사이클링 식단을 하면 탄수화물을 적게 먹는 날에 주기적으로 글리코겐이 고갈되는데, 이렇게 되면 탄수화물을 많이 섭취하는 날에도 탄수화물이 지방이 아니라 글리코겐으로 우선 저장되는 효과를 볼 수 있다. 강도 높은 운동을 한 뒤 충분한 양의 탄수화물을 섭취하면 근육의 글리코겐 합성 능력이 향상된다.

탄수화물을 많이 섭취하는 날에 지나친 양의 탄수화물을 폭식하는, '무늬만 탄수화물 사이클링 식단'을 하면 과도한 탄수화물 섭취로 혈당이 올라가 오히려 건강을 해칠 수 있어 주의가 필요하다.

음식들이 자꾸 생각났다. 별로 좋아하지 않던 부대찌개도 먹고 싶었고, 일주일에 두세 번씩 먹던 떡볶이는 너무나 그리웠다. 보디 프로필을 찍은 뒤 먹을 음식의 목록까지 미리 작성해 두었다. 떡볶이, 크림 파스타, 크로플, 마카롱, 짜파게티, 부대찌개, 삼겹살 등등.

두 달 동안 6kg을 감량해, 보디 프로필 촬영 당일 체중은 47kg에 체지방률은 16%까지 내려갔다. 촬영 후 집에 오자마자 두 달 동안 벼르고 별렀던 신전 떡볶이를 시켰다. 황홀할 만큼 맛있으리라는 기대에 벅찼다.

첫입을 먹자마자 "그래, 이 맛이지!" 하는 감탄이 절로 나왔다. 그런데 먹으면 먹을수록 기대와 달리 그저 그랬다. 무심코 '그렇게 먹고 싶던 게 고작 고추장에 떡밖에 없는 음식이라고?'라는 생각을 하고 깜짝 놀랐다. 두 달 동안 챙겨 먹었던 단백질과 지방, 식이섬유가 골고루 섞인 풍성하고 담백한 맛과 식감에 비교하니, 신전 떡볶이는 너무나도 단조로운 음식이었다.

나도 모르는 사이에 지독한 탄수화물 중독에서 해방된 것이다. 열심히 운동하고 다양한 음식을 맛있게 먹었던 경험과 기억으로 입맛이 조금씩 달라진 덕분이었다.

물론 떡볶이는 여전히 맛있다. 하지만 시도 때도 없이 떡볶이가 먹고 싶던 과거와 달리, 이제는 가끔씩만 먹고 싶다. 떡볶이를 먹는 즐거움과 샐러드를 먹는 즐거움이 크게 다르지 않기 때문이다.

다이어트가 '일장춘몽'으로 끝나지 않으려면?

보디 프로필을 촬영한 후 일주일 만에 10kg 가까이 찌는 사람도 많다. 다이어트를 하는 동안 '먹어야 하는 음식'과 실제로 '먹고 싶은 음식' 간의 괴리가 커질수록 다이어트가 끝난 후 폭식할 가능성이 높아진다. 나는 촬영 후에도 몸에 익힌 꾸준한 운동과 식단을 기반으로 48~49kg을 유지했다. 내가 보디 프로필 촬영 후에도 요요현상을 겪지 않은 것은 의지가 강해서가 아니다. 무리하지 않고 내 몸과 상황에 맞는 다이어트를 했기 때문이다.

다이어트는 일종의 훈련이다. 다이어트를 하는 동안 내 몸에 새롭게 장착할 생활양식을 찾고 또 익혀 몸에 배게 해야 한다. 그래야만 다이어트가 끝난 뒤에도 몸무게를 유지할 수 있다. 다이어트는 몸무게를 줄인 뒤 유지하는 것이 관건이다. 어차피 요요가 올 텐데 찰나의 '일장춘몽'을 위해 굳이 힘들게 살을 뺄 이유가 없다. 반복적인 다이어트는 근육량 손실, 체지방 증가를 불러오고 대사량을 떨어뜨려 더 쉽게 살찌는 체질을 만들 뿐이다.

현재 다이어트를 하며 먹는 음식이 다이어트가 끝나기만 하면 쳐다보지도 않을 음식인가? 그렇다면 잘못된 다이어트다. 70kg의 나와 50kg의 나는 몸무게뿐만 아니라 그 외의 모든 것이 달라야 한다. 70kg의 생활습관과 입맛을 가진 채로 50kg의 내가 된다면, 언제든 다시 70kg의 나로 돌아가게 마련이다. 그동안 단순히 몸무게만 바꾸는 다이어트를 하지는 않았는지 돌이켜보자.

그러나 공든 탑도 무너진다

일상에서 운동을 지속할 수 없게 된다면?

"그리하여 영원히 요요현상 없이 날씬한 몸이 되었습니다"라는 해피엔딩이었다면 얼마나 좋았을까. 앞으로는 건강한 몸과 마음으로 쭉 평온하게 살아갈 수 있으리란 생각은 크나큰 착각이었다.

2년간 꾸준히 운동한 결과, 나의 체력과 근력은 아주 좋은 상태였다. 데드리프트 80kg에 스쿼트 60kg을 들었으니, 웬만한 성인 남자에 버금가는 근력이었다. 그야말로 오랫동안 공들여 쌓은 결과물이고 소중한 성취였다.

그러나 병원의 업무량이 점차 늘어 지나치게 많아지자 버텨낼 재간이 없었다. 당시 인모드 리프팅이라는 시술이 인기였는데, 내가 일하던 병원도 후발주자로 뛰어들며 싼 가격을 내세워 예약을 잔뜩 받았다. 어느 날에는 하루 동안 시술한 시간을 재봤더니 무려 180분이 넘었다. 매일 무거운 기계를 들고 3시간 내내 같은 동작을 반복해야 했을 뿐만이 아니라, 지방분해주사가 입소문을 타면서 하루에 주사를 100대씩 놔야 했다.

그동안 해왔던 모든 노력이 수포로 돌아가다!

손힘을 많이 쓰는 일이라 다시 손목부터 통증이 생겼다. 그래도 일을 쉴 수 없어 무리했더니 어깨와 팔꿈치 관절에 염증이 생겼고, 등과 목까지 통증이 뻗쳤다. 나중에는 휴대폰을 드는 것조차 손목에 무리가 갈 정도였고, 손이 아파 젓가락질을 못 하고 포크를 써야 할 지경이었다. 도저히 운동할 수 없는 컨디션이라 매일 재활의학과에 들러 치료받고 진통제를 먹으며 일했다.

절망감에 휩싸였다. 아프기 싫어서 운동을 시작했고 누구보다 열심히 2년 동안 노력했는데, 몸이 다시 아프면서 모든 노력이 수포로 돌아가다니!

나뿐만 아니라 함께 일하던 다른 선생님들도 같은 원인으로 건강에 무리가 왔다. 이렇게 센 업무 강도는 누구도 버틸 수 없다고 병원에 얘기해 봤지만 씨알도 먹히지 않았다. 관절이 모조리 망가지기 전에 일을 그만두는 수밖에 없었다. 그렇게 3년 동안 애착을 가지고 일했던 직장에서 쫓겨나듯 퇴사했다.

기분 좋았던 선순환에서 이탈하다

병원을 그만둔 뒤 만신창이가 된 몸으로 온종일 침대에 누워 있었다. 다시 힘을 내 회복하고 싶은 마음조차 들지 않았다. 그냥 다 포기해 버리고 싶었다. 우울과 절망에 잠식되며 몸의 컨디션은 더욱더 떨어졌다. 다시 운동을 해보려 했으나, 데드리프트 80kg을 거뜬히 들던 나는 이미 사라진 뒤였다. 휴대폰을 드는 것도 버거운 손목으로는 20kg짜리 빈 바조차 들 수 없었다. 2년 동안 날 지켜봐 온 PT 선생님이 이렇게 단시간에 급격히 무너지는 사람은 처음 봤다고 할 정도였다.

나는 내 몸도 마음도 고장 나고 망가졌다고 생각했다. 어디서부터 어떻게 바로잡아야 할지 알 수가 없었다. 몸이 아프니 기분을 나아지게 할 방법을 도저히 찾을 수 없었고, 기분이 나쁘니 몸을 움직일 의지를 발휘할 수도 없었다. 몸이 건강해지니 기분이 좋고, 기분이 좋으니 몸의 컨디션도 좋았던 선순환에서 이탈해 버렸다.

몸도 엉망! 마음도 엉망! 이렇게 한심할 수가

어떻게든 기분이 좋아지려고 술을 퍼마셨다. 관절이 아프고 염증이 생겼는데 술을 마시니 몸이 나아질 리가 없었다. 손목이 아프다면서도 비뚤어진 자세로 휴대폰만 만져댔다. 하루에 휴대폰을 사용하는 시간이 9시간을 넘어갔다. 일도 운동도 하지 않았고 잠도 식사도 아무렇게나 했다. 그러면서 다시 몸무게가 늘었다.

몸도 엉망, 마음도 엉망, 고로 나는 엉망인 사람. 스스로 한심하게 여기는 마음이 점점 커졌다. 힘든 상황이 오자 예전에 순환기분장애가 심할 때의 모습이 고스란히 되살아났다. 건강한 몸과 마음을 가지려 그토록 애썼는데, 결국 달라진 게 없다는 패배감과 좌절감에 휩싸였다.

나의 부정적인 감정과 먼저 대면하자

가만히 있어도 한숨이 나고 답답하고 짜증이 났다. "요즘 왜 그래?"라고 누가 물어보면 "그냥 몸도 아프고 기분도 안 좋아"라고 답했다. '기분이 안 좋다'는 것은 모든 부정적인 감정을 뭉뚱그린 표현이다.

나조차도 내 감정이 어떤지 파악하기가 어려웠다. 구체적으로 어떤 감정이 드는지 좀 더 세심하게 살펴봐야겠다 싶었다. 이 부정적인 감정의 실체를 파악해야 해결의 실마리라도 잡을 수 있을 것 같았다.

* 다음 페이지의 표는 무드 미터(mood meter)의 기준에 따라 다양한 감정을 분류하고 정리한 것이다. 무드 미터는 감정을 좀 더 체계적으로 인식하고 이해하기 위한 도구다. 긍정적, 부정적이라는 기분에 쾌적함과 활력이라는 두 가지 기준을 추가하여 감정을 분류한다. 쾌적함과 활력이 모두 높은 상태는 기쁘고 신나는 상태, 쾌적함은 높지만 활력이 낮은 상태는 평온하고 차분한 상태. 쾌적함은 낮지만 활력이 높은 상태는 짜증 나고 화나는 상태이며, 쾌적함과 활력이 모두 낮은 상태는 우울하고 무기력한 상태다. 내가 느끼는 감정에 정확히 이름을 붙이고 파악하면 감정을 인식하고 이해할 수 있으며, 이를 바탕으로 감정을 조절하는 데 도움을 받을 수 있다.

감정 단어표 *

긍정적인 기분(High pleasantness)		부정적인 기분(Low pleasantness)	
높은 활력 (High energy)	**낮은 활력** (Low energy)	**높은 활력** (High energy)	**낮은 활력** (Low energy)
경이롭다	감동적이다	거슬리다	걱정스럽다
고무적이다	감사하다	격분하다	겁먹다
긍적적이다	고요하다	격노하다	고독하다
기운이 넘치다	근심, 걱정이 없다	골치 아프다	귀찮다
기쁘다	나른하다	괴롭다	근심하다
낙관적이다	다정하다	긴장되다	기가 죽다
당당하다	만족스럽다	답답하다	낙담하다
동기 부여가 되다	뭉클하다	당황스럽다	따분하다
들뜨다	산뜻하다	두렵다	뚱하다
상쾌하다	속이 편하다	못마땅하다	막막하다
설레다	안락하다	분하다	무관심하다
신나다	안심하다	불안하다	무기력하다
용기가 나다	안온하다	불쾌하다	무섭다
열광하다	안전하다	불편하다	비관적이다
열정적이다	안정적이다	속상하다	비참하다
영감을 받다	여유롭다	수치스럽다	서운하다
유쾌하다	온화하다	스트레스받다	슬프다
의기양양하다	자족하다	신경이 날카롭다	시무룩하다
자랑스럽다	차분하다	안절부절못하다	실망스럽다
자유롭다	축복받다	어처구니없다	씁쓸하다
재미있다	충만하다	억울하다	외롭다
즐겁다	쾌적하다	언짢다	우울하다
짜릿하다	태평하다	열받다	의기소침하다
쾌활하다	편안하다	우려하다	의욕이 없다
행복하다	평온하다	좌절하다	절망적이다
활발하다	평화롭다	짜증 나다	지겹다
황홀하다	풍요롭다	초조하다	지치다
흥겹다	한가롭다	충격받다	허탈하다
흥분하다	흐뭇하다	화나다	후회되다
희망차다		황당하다	

우선 내 마음속에 떠오르는 감정을 생각나는 대로 적어보았다. '짜증 난다, 열받는다, 화가 난다, 어처구니없다, 답답하다, 속상하다, 우울하다, 절망적이다'와 같은 단어들이 떠올랐다. 이외에도 내 마음을 잘 표현할 단어가 있는지 궁금해서 감정 단어를 찾아보았다.

감정을 나타내는 단어는 내 생각보다 훨씬 더 다양했다. 뉘앙스에 조금씩 차이가 있는 단어들 속에서 내 기분에 해당하는 것을 몇 가지 더 추려보았다. '분하다, 허탈하다, 후회되다, 무기력하다, 막막하다' 등이 지금 내 기분에 잘 어울렸다. 반면에 '쓸쓸하다, 따분하다, 무섭다, 외롭다' 등의 단어는 별로 해당사항이 없었다. 추린 단어를 노트에 쓰고, 왜 그런 감정이 드는지 최대한 문장으로 풀어 썼다.

짜증 난다 | 이 모든 상황이 마음에 들지 않는다.

열받는다 | 이렇게 일하면 몸이 상해 더는 업무가 불가능하다고 했는데 내 의견을 전혀 반영해 주지 않았다.

화가 난다 | 내가 얼마나 열심히 일했는데 사람 귀한 줄도 모르고.

어처구니없다 | 현재 체력으로는 주 5일 근무가 무리라 주 3일 근무를 요청했을 땐 거절하더니, 주 3일 파트타임 구인 공고를 올렸다. 도대체 뭐지?

답답하다 | 원래 하던 운동도 잘 안된다.

속상하다 | 몸도 아프고 계획도 틀어지고, 6년 만에 일을 쉬는데 몸이 아파 놀지도 못 한다.

우울하다 | 열심히 했는데 내가 원하는 결과가 나오지 않아서.

절망적이다 | 아무리 노력해도 내 몸이 100% 회복되지는 않을 것 같다.

허탈하다 | 3년 동안 애정을 가지고 일했던 직장인데 이렇게 되다니.

분하다 | 몸이 상하든 말든 일만 시켜대고, 인간 취급을 안 해준 것 같다.

후회되다 | 이렇게까지 몸이 상하기 전에 진작 관둘걸.

무기력하다 | 할 수 있는 것도 없고, 재미있는 것도 없고, 하고 싶은 것도 없다.

막막하다 | 이 몸으로 어디서 무슨 일을 하며 돈을 벌 수 있을까.

　노트에 쓰기만 했는데도 내 안에 답답하게 갇혀 있던 감정들의 무게가 한결 가벼워지는 느낌이었다. 부정적인 감정을 정면으로 들여다보며 깨달았다. 나는 몸과 마음을 다해 열심히 일했고, 더 인정받고 싶었고, 애정과 열정을 쏟은 만큼 합당한 대우를 받고 싶었다는 것을.

　나 자신을 '기분이 안 좋으면 어쩔 줄 몰라 쩔쩔매는 한심한 사람'으로만 여기던 마음도 조금 달라졌다. 나는 '멋지고 행복한 인생을 살고 싶어 부단히 애쓰는 성실한 사람'이었다.

　'이번엔 이렇게 되었지만, 그건 이제 어쩔 수 없는 일이야. 내가 원하는 것을 얻으려면 앞으로 어떻게 해야 하지?'

　이런 고민과 함께, 그동안 과거에만 머물렀던 나의 생각과 감정은 서서히 미래를 향해 나아갔다.

부정적인 생각과 감정 조절이 먼저!

살다 보면 언제든 만날 수 있는 좌절들

이번 일이 아니라도 살다 보면 크고 작은 풍파를 마주할 텐데, 그때마다 이런 식으로 반응했다가는 긴긴 인생을 제대로 살아나 갈 수 없을 것이 불을 보듯 뻔했다. 변화가 필요했다.

안 좋은 일이 생겼을 때 부정적인 감정과 생각이 드는 것까지 막을 길은 없다. 단, 그럴 때 내 안에서 올라오는 부정적인 생각과 감정을 제어할 수 있어야 한다. 무기력하고 축 처진 기분을 바꾸기 위해 나는 일단 세 가지를 실천했다.

■ 나를 바꾸는 실천 1 │ 아침 시간, 집 앞 요가원에 등록하기 뭔가 새로운 시도가 필요했다. 집에서는 스트레칭도 잘 안 했고, 어차피 근력 운동은 할 수 없는 상태라 요가를 하기로 했다. 10년

전 실패한 요가를 다시 시도한 이유는 내가 요가를 잘 못했기 때문이었다. 몸이 무척 뻣뻣한 편이라 잘 못하는 게 당연하다고 생각하니 조바심을 내려놓을 수 있었다.

엉망진창이 된 생활을 바로잡기 위해 일부러 아침 시간을 선택했다. 아침 일찍 일어나 요가원에 가기만 해도 성공이라고 생각했다. 오후까지 늦잠을 자다 휴대폰으로 게임만 하는 것보다는 백배, 천배 나았으니 말이다. 일찍 일어나 요가복을 입고 시원한 물에 티백을 우려 요가원으로 향했다.

■ **나를 바꾸는 실천 2 | 다양한 분야의 책 읽기** 나는 왜 이렇게 부정적인 생각을 많이 할까? 힘든 상황을 이겨내고 원하는 것을 이룬 사람들은 도대체 어떻게 해냈는지 알고 싶어 자기계발서를 읽기 시작했다. 사실 나는 내 일은 알아서 할 수 있고, 나와 상황이 다른 이들의 성공 방법은 별 도움이 되지 않는다고 생각해 그간 자기계발서는 거들떠보지도 않았다. 그랬는데 당시 지푸라기라도 잡고 싶었던 나에게 꽤 도움이 되었다.

연구 자료와 통계를 기반으로 과학적으로 설명한 책은 물론, 괴로운 마음의 근원을 알기 위해 심리학, 철학, 뇌과학, 인문학 책도 다양하게 읽었다.

당시 나는 아무렇게나 먹고, 아무렇게나 자고, 휴대폰만 들여다보는 나 자신을 한심하게 여겼다. 하지만 다양한 책을 읽다 보니 나와 비슷한 상황이라면 누구라도 그럴 수 있다는 걸 알았고, 그 뒤로는 나를 탓하는 것을 멈출 수 있었다. 이 경험을 통해 마음은 내 의지대로 되지 않는다는 것과 스스로를 한심하다고 다그치지 말고, 내가 원하는 모습이 되기 위한 장치를 마련해야 한다는 것을 깨달았다.

■ **나를 바꾸는 실천 3 | 아침마다 긍정 확언 듣기** 무의식에 깊이 뿌리 내린 부정적인 성향을 고치기 위해 일종의 세뇌가 필요했다. 아침마다 긍정 확언을 100일만 들으면 잠재의식이 달라진다고 하기에 속는 셈 치고 그냥 해보기로 했다. 처음 긍정 확언을 들을 때는 거부감이 들기도 했다. '나는 나를 사랑한다'는 말을 들으니 손발이 오그라들었고, '오늘 하루도 감사하다'는 말에는 '몸이 아파 백수가 됐는데 뭐가 감사하지?' 하고 짜증이 났다. 이렇게 부정적으로 반응하는 것도 내 모습이니, 그런 모습도 관찰했다.

반면에 '이건 좀 와 닿네' 싶은 것도 있었다. 매일 아침 같은 영상을 들었는데 날마다 느낌이 달랐다. 뭔가 와닿는 말이 있으면 종일 그 말을 곱씹고 품으려 했다.

"나는 지금 내가 가진 것만으로도 충분히 내 꿈을 이룰 수 있다."

항상 스스로 부족하다고 느끼고 채찍질하던 나에게 새롭게 다

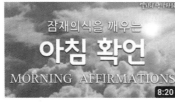
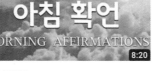
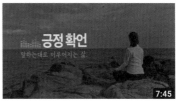

KELLY CHOI

에일린 mind yoga

가온 말이었다. 지금 당장 내가 할 수 없는 일을 하려고 하면 자꾸만 마음이 조급해지고 불안해진다. 저 멀리 이상향만 바라보면, 갈 길이 더 아득히 멀게 느껴져 행동할 의지가 꺾인다. 목표한 곳으로 가기 위해서는 지금, 여기에서 한 걸음씩 내딛는 것 말고는 방법이 없다.

지금 할 수 있는 것만 하자!

어떤 일을 할지 말지 고민될 때, 나는 늘 나 자신에게 '이 일이 지금 내가 할 수 있는 일인가?'라는 질문을 던진다. '그렇다'라는 대답이 나오면 '그럼 하면 되겠네!' 하고 생각한다. '아니다'라는 대답이 나오면 불가능한 일이니 더는 마음에 두지 않는다.

나는 꼭 해야 하는 일인지, 꼭 필요한 일인지와 같은 문제는 나중에 생각하기로 했다. 고민만 하고 행동하지 않으면 아무것도 달라지지 않는다. 생각이 많아 괴롭다면 일단 작은 것이라도 행동으로 옮겨보자. 한 걸음 움직이고 나면 또 다른 시야가 열릴지도 모른다.

이런 식으로 당장은 별 소용없는 것 같던 행동을 쌓아가자, 어디서부터 바로잡아야 할지 알 수 없었던 나의 기분도 조금씩 나아졌다.

나도 모르는 사이에 살이 빠지다

그동안 몸과 마음에 너무 힘을 주고 산 건 아닐까?

그렇게 몸과 마음을 조금씩 회복한 후, 새로운 직장에서 주 3일만 쉬엄쉬엄 일해 보기로 했다.

전 직장은 오전 11시부터 오후 9시까지 일하는 동안 정해진 점심시간이 없었다. 잠깐 짬이 나면 다 식은 배달음식으로 후다닥 식사해야 했다. 밥을 한 숟갈 들었다가도 시술 환자가 있다고 하면 식사를 멈추고 일하곤 했다. 누가 쫓아올세라 허겁지겁 먹어야 했고 식사시간은 늘 불규칙했다.

다행히 새 직장에서는 오후 1시부터 2시가 점심시간으로 정해져 있었다. 거의 5년 만에 가져본 고정된 점심시간이었다. 일정한 시간에 갓 나온 따뜻한 밥을 먹을 수 있는 것만으로도 무척 행복했다. 시간에 쫓기지 않고 여유롭게 식사한 뒤 햇살을 받으며 병원

주변을 산책했다. 전 직장에서 출근 후 퇴근까지 햇살 한번 보지 못하고 병원 안에만 있어야 했던 나에게, 한낮의 햇볕을 쬐며 산책하는 시간은 매우 소중했다. 그야말로 몸도 마음도 힘을 빼고 여유를 찾는 시간이었다.

엉망진창인 마음과 몸을 챙기는 게 먼저였다

그렇게 몇 개월이 지나자 나도 모르는 사이에 몸무게가 보디 프로필을 준비하던 때와 비슷하게 줄었다. 촬영을 준비하던 때에 비하면 운동량은 훨씬 줄었고 먹는 양은 늘었다. 살을 빼려고 노력하지도 않았는데 살이 빠지다니 어리둥절했다.

나의 첫 다이어트는 초등학교 5학년 때였는데 살을 빼고 싶어 급식 밥을 남겼다. 중학교 때는 드라마 〈내 이름은 김삼순〉에 나오는 정려원의 여리여리한 모습이 예뻐 보여 3일 동안 사과만 먹는 원푸드 다이어트를 했다. 이처럼 오랫동안 외모와 몸매에 신경을 곤두세워도 힘들었던 몸무게에 자연스럽게 도달한 이유가 무엇일까? 무엇이 힘들이지 않고 나의 살을 빠지게 했을까?

나는 살을 빼려고 노력하지 않았다. 엉망진창, 제멋대로 굴려는 몸과 마음을 제어하기 위해 노력했을 뿐이다. 그 과정에서 살은 덤으로 빠진 것이다.

마음과 몸은 함께 간다

스트레스를 받아 부정적인 기분이 들면 식욕이 폭발하면서 달고 맵고 자극적인 음식을 잔뜩 먹고 싶어진다. 이런 음식을 먹고 나면, 식욕을 조절하지 못했다는 생각에 자책하고 자괴감이 들면서 다시 기분이 나빠진다. 기분이 나빠지면 더욱 자극적인 음식을 찾게 된다. 이렇게 악순환을 반복한다.

몸과 마음은 밀접하게 연관되어 있다. 불안하거나 우울할 때, 이런 부정적인 감정에 직접 맞서 감정을 바꾸려 노력해도 잘되지 않는다. '불안해하지 말자'라고 다짐만 해서는 불안이 가시지 않는다. 마음을 바꾸려면 몸을 바꿔야 한다. 몸에서 발생하는 신호가 바뀌면 뇌로 다른 인풋이 전달되고, 그에 따라 아웃풋 또한 달라져 마음이 바뀔 수 있기 때문이다.

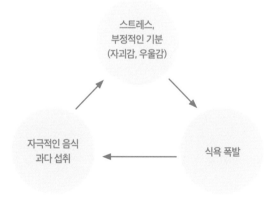

반대로 몸을 바꾸고 싶다면 마음을 바꿔야 한다. 살을 빼기 위해 무조건 덜 먹고 더 움직이려고만 할 것이 아니라 기분과 식욕을 조절하는 방법을 먼저 찾아야 한다. 기분이 오락가락하고 스트레스를 받으면 식욕과 관련된 호르몬도 영향받을 수밖에 없다. 폭발하는 식욕을 억누르고 참으며 날씬한 몸이 되는 것은 너무나도 고통스럽기 때문에 불가능하다.

변화의 시작은 먹는 음식을 바꾸는 것부터

몸을 바꾸기 위해서는 마음을, 마음을 바꾸기 위해서는 몸을 바꿔야 한다니. 그럼 시작은 어디서부터 해야 할까?

몸에서 발생하는 신호를 바꾸는 가장 쉬운 방법은 먹는 음식을 바꾸는 것이다. 어떤 음식을 언제, 어떻게 먹느냐에 따라 몸에서

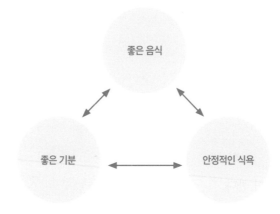

분비되는 호르몬과 효소가 달라지기 때문이다.

식욕은 기분에 따라서도 좌우되지만 어떤 음식을 먹느냐에 따라서도 크게 영향을 받는다. 매운 떡볶이를 먹으면 달콤한 아이스크림이 먹고 싶어진다. 떡볶이라는 음식이 아이스크림을 먹고 싶은 식욕을 불러일으키기 때문이다.

식욕을 폭발하게 하지 않는 음식을 섭취하면, 식욕이 가라앉으며 자극적인 음식에 대한 욕망도 줄어든다. 먹어서는 안 될 음식을 잔뜩 먹는 경우가 줄어들고 자괴감에 빠지는 일도 줄어든다. 스트레스가 줄어드니 식욕이 폭발하는 일도 줄어든다. 비로소 선순환으로 접어드는 것이다.

이 사실을 깨달은 나는 먹고 싶은 음식을 먹으면서도 내가 원하는 몸매를 가질 수 있었다. 내 몸과 마음을 편안하게 하는 음식이 주는 장점을 체험하고 나니 억지로 식단을 유지할 필요가 없어졌다. 이젠 더 이상 거울을 보면서 뚱뚱하고 못생겼다며 우울해하지 않는다. 체중계에 올라가 "아… 너무 살쪘다"라며 자책하거나, 어떤 음식을 두고 "칼로리가 높으니 먹으면 살찌겠지"라고 걱정하지 않는다.

세게 움켜쥐려고 할수록 손가락 사이로 빠져나가는 모래알처럼, 날씬한 몸매도 열심히 좇을수록 오히려 더 멀어진다. 체중을 줄이려고 안간힘을 쓸 것이 아니라 제멋대로 날뛰는 식욕과 기분을 조절해야 한다.

그러면 살이 빠지는 결과는 자연스럽게 따라온다.

2장

당신의
머릿속에서
지워야 할
다이어트 상식

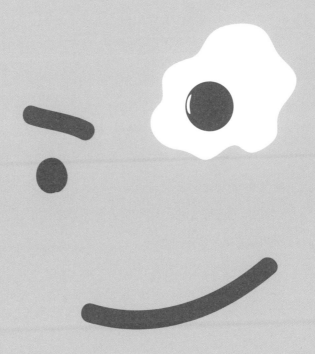

정말 안 먹는데도 살이 안 빠질 수 있다니!

유명 먹방 유튜버였던 사촌동생

내 사촌 여동생은 유명한 먹방 유튜버였다. 어렸을 때부터 먹는 것을 좋아해 복스럽고 맛있게 잘 먹더니, 적성을 살려 먹방 유튜버로 활동하며 매주 2~3편씩 콘텐츠를 촬영했다. 구독자들은 사촌동생이 식탁 가득 푸짐하게 음식을 차려놓고 입안 가득 채워 꿀떡꿀떡 삼키는 모습을 좋아했다. 초콜릿 디저트 편을 촬영할 때는 초콜릿케이크, 초콜릿마카롱, 초콜릿아이스크림, 초콜릿과자, 초콜릿빵, 초콜릿찹쌀떡, 초콜릿우유를 한가득 차려놓고 한 번에 다 먹었다. 엽기떡볶이를 먹으면 중국 당면과 라면 사리를 추가하고 주먹밥까지 먹었다.

사촌동생은 촬영 전날 저녁부터 음식을 먹지 않았다. 간헐적 단식*이라도 해야 살이 덜 찔 것 같았고, 배 속이 비어 있어야 그 많

흡수억제제가 의학적으로 효과가 있나요?

시중에서 쉽게 찾을 수 있는 대표적인 흡수억제제는 가르시니아 캄보지아다. 탄수화물이 지방으로 합성되는 것을 막는 원리라고 하나, 최근 연구 결과 중 체중 감량에 유의미하게 작용한다는 결과는 없으므로 효과를 맹신하지 않는 편이 좋다.

은 음식을 덜 힘들게 먹을 수 있었기 때문이다. 사촌동생은 촬영이 끝나면 소화제와 흡수억제제를 먹고, 그 뒤로도 한참을 굶었다. 스케줄 때문에 하루에 두 편 촬영하는 날에는 정말 힘들어했다. 촬영하다 보면 음식이 금세 식어 딱딱해졌지만, 맛있어서 못 견디겠다는 듯이 먹어야 했다.

유튜버 활동을 하며 사촌동생의 체중은 점점 늘었고, 턱에 살이 붙은 것 같다는 댓글도 달렸다. 사촌동생은 먹방을 계속하며 더 살찌지 않으려면 평소에 굶는 수밖에 없다고 생각했다. 그렇게 굶다가 한번 입이 터지면 촬영이 아니어도 폭식을 거듭했다.

결국 건강에 문제가 생겼다. 아무 이유 없이 식은땀을 흘리고, 자고 일어나면 얼굴이 터질 듯이 부어 아침과 저녁 얼굴이 아예 달

---

* 간헐적 단식은 공복 시간이 길어질 때 우리 몸에 나타나는 긍정적인 반응을 유도하는 방법이다. 262쪽에서 좀 더 자세히 설명했다.

랐다. 생리통이 심해져 일상생활이 불가능했다.

그렇게 1년이 지나자 몸무게가 15kg 이상 늘어 70kg이 넘었다. 사촌동생은 돈 때문에 건강을 잃겠다는 생각에 결국 먹방 유튜버를 그만뒀다.

진짜 안 먹는데, 1도 안 빠져요!

건강을 되찾으려면 살을 빼야 했다. 사촌동생은 최대한 공복을 유지하고 아침저녁으로 유산소 운동을 하며 음식을 거의 먹지 않는 지옥의 다이어트를 시작했다. 그런데 정말 1kg도 살이 빠지지 않았다. 매일 몸무게를 쟀다. 0.5kg이 빠지면 '드디어 앞자리가 바뀌나 보다' 하고 기대하며 더 열심히 굶었다. 그런데 다음 날 몸무게를 재면 0.7kg이 늘어났다. 먹은 게 없는데도 몸무게가 늘어나는 사태에 사촌동생은 절망하고 분노했다.

약속을 잡으면 음식을 먹게 되니 사람도 만나지 않았다. 몸이 부을까 봐 물도 거의 안 마셨다. 갑상선 이상이 아닐까 싶어 병원을 찾아 호르몬 검사까지 했지만 아무 문제가 없다고 했다.

의사인 내가 봐도 사촌동생의 몸은 미스터리 그 자체였다. 진짜 안 먹는데도 안 빠졌으니까 말이다. 병원에 가면 의사들은 적게 먹고 운동을 더 하라고 조언한다. "저 진짜 별로 많이 안 먹는데도 살이 너무 안 빠져요"라고 하면 의사들은 "잘 생각해 보면 먹은 게 있을 겁니다. 안 먹는데 살이 찔 수는 없어요"라고 한다.

나도 사촌동생의 사례를 보기 전까지는 그런 의사 중 하나였다. 분명히 뭔가를 먹었을 거라고 넘겨짚었다. 하지만 덜 먹고 많이 운동하라는 상식대로라면 사촌동생은 20kg은 넘게 빠졌어야 했다.

살이 안 빠지는 스트레스가 결국 폭식을 부르고

사촌동생의 몸 상태를 좀 더 꼼꼼히 살펴봤다. 사촌동생은 음식을 거의 안 먹다시피 했다. 어떤 날은 좋아하는 초콜릿 디저트를 먹는 10분을 위해 나머지 23시간 50분을 굶기도 했다.

그렇게 힘들게 다이어트를 해도 살이 빠지지 않자 사촌동생은 분노했고 안 좋은 기분은 폭식으로 이어졌다. '나는 어차피 해도 안 된다'는 분노와 그동안 참았던 식욕의 조합이었다. 집에 있는 음식을 모두 털어 먹고도 모자라, 전날 가족이 먹다 남긴 배달음식을 몽땅 먹어 치우고 라면까지 끓여 먹었다. 그러고도 부족해 크림

| 닥터 유주의 Q&A |
극한의 다이어트를 해도 살이 빠지지 않으면 문제가 있는 건가요?

식사량을 극도로 제한하고 강도 높은 운동을 하는데도 몸무게에 변화가 없거나 오히려 몸무게가 늘거나 몸이 붓는다면 갑상선 저하증, 다낭성 난소질환, 스테로이드 부작용 등을 의심해 볼 수 있다. 피검사에서 필요한 항목을 추가해 검사하면 된다.

빵, 초콜릿빵을 사와서 폭풍 흡입했다.

정신을 차린 후에는 이미 엎질러진 물이라도 수습하려고 목구멍에 손가락을 넣어 토하려 했지만, 생각보다 잘 안되고 나오는 것도 많지 않았다. 배탈이 나길 바라며 일부러 유통기한이 지난 우유를 먹고, 운동이라도 해야겠기에 나가서 뛰었다. 그러나 체력이 너무 떨어져 뛰는 속도가 보통 사람들의 걷는 속도와 비슷했다.

사촌동생은 원래는 잘 웃고 밝은 성격이었다. 그런데 점점 우울하다는 말을 입에 달고 살았다. 자기 인생이 너무 불행하다고 했다. 감정 기복도 심해져, 방금 전까지 웃다가도 어느새인가 눈물을 줄줄 흘렸다. 자기도 왜 눈물이 나는지 모르는데 그냥 눈물이 난다고 했다. 아주 사소한 일에도 심하게 화를 내 길거리에서 누군가와 부딪히기라도 하면 시비가 붙어 싸울 정도였다.

식욕부터 기분까지 모든 것이 너무 과격하고 극단적이었다.

식욕을 조절하지 못한다는 좌절감과 자기혐오

사촌동생은 섭식장애 증상을 앓고 있었다. 섭식장애의 가장 큰 문제는 사람을 불행하게 만든다는 것이다. 맛난 음식을 마음껏 먹는 것은 분명 행복한 일이다. 그런데 그 행동이 자신을 불행으로 몰고 간다. 단순히 살쪄서 불행한 게 아니다. 먹는 것을 조절하지 못한다는 죄책감에 자기비하와 자기혐오를 계속하는 동안 자존감마저 떨어진다. 이렇게 기분이 안 좋아지면 또다시 뭔가를 먹고 싶어진다. 이런 악순환이 반복되며 몸무게가 올라가는 만큼 자존감은 떨어진다.

다이어트를 하는데 점점 더 불행해진다면 잘못된 다이어트를 하고 있다는 뜻이다. 당신의 다이어트가 잘못되었다면, 당신의 다이어트 상식을 다시 고민해야 한다.

특히 다이어트에 성공한 경험이 있어 몸무게가 자주 왔다 갔다 하는 사람들은 더 주의해야 한다. 이들은 각자 나름의 방법으로 살을 뺀 적이 있기에 그 방법을 다시 시도하려고 한다. 그러나 기존 방법은 몸무게를 줄일 수 있을지는 몰라도 유지할 수는 없는 방법이다. 다시 다이어트를 해야 하는 상황에 맞닥뜨린 게 그 증거다.

잦은 다이어트로 체중 감량과 요요를 반복하면 할수록 근육은 줄어들고 체지방은 늘어난다. 과거 다이어트에 성공한 방식이 현재의 몸 상태를 만들었으므로 이제 예전 방식은 더 이상 효과가 없다.

우리에게 부족한 것은 다이어트 상식이 아니다. 이제껏 의심 없이 믿었던 상식과 나름의 다이어트 성공 경험은 오히려 방해요소가 된다. 맛없는 음식을 먹어가며 고생스럽게 체중을 감량했다가 요요현상을 겪기를 원하는 사람은 아무도 없다. 기존과 다른 결과를 얻으려면 기존과 다른 행동 방식이 필요하다. 맛있는 음식을 먹으며 날씬한 몸매로 행복한 인생을 살기 위해 낡은 상식은 과감히 내려두자.

섭식장애 진단표

1. 폭식한다. 폭식이란 일정한 시간 동안(약 2시간 이내) 다른 사람보다 분명하게 아주 많은 양의 음식을 먹는 것이다.
2. 폭식하는 동안 먹는 양을 조절하는 능력을 상실했다고 느낀다.
3. 폭식하는 것 때문에 스트레스를 받는다.
4. 폭식할 때 평소보다 음식을 지나치게 빨리 먹거나 불쾌할 정도로 배가 부를 때까지 먹는다.
5. 많이 먹는 것이 창피해서 혼자 먹는다.
6. 폭식한 뒤 살이 찔까 봐 금식하거나 과도하게 운동한다.
7. 폭식한 뒤 목구멍에 손가락을 넣어 구토를 시도한 적이 있다.
8. 폭식한 뒤 흡수억제제, 설사약, 이뇨제 등의 약물을 복용한다.
9. 위에 나열한 행동을 3개월 간, 주 2회 이상 반복한다.
10. 폭식 후 자신을 역겨워하고, 우울감과 죄책감 같은 부정적인 감정을 느낀다.

이 목록은 미국 정신의학회American Psychiatric Association, APA에서 섭식장애 진단 시 사용하는 진단 기준이다. 1, 2번 항목을 포함하여 해당사항이 많을수록 폭식장애binge eating disorder 또는 신경성 폭식증bulimia nervosa일 가능성이 매우 높다.

폭식장애는 지속적이고 반복적으로 폭식하고, 폭식을 스스로 통제하지 못하며, 폭식으로 인한 부끄러움, 죄책감과 같은 고통을 느끼는 섭식장애다. 신경성 폭식증은 폭식장애보다 더 심한 상태로, 폭식한 뒤 일부러 구토하거나 설사약, 이뇨제 등을 복용하고 과도하게 운동하며, 폭식한 것에 대해 부적절하게 보상하는 행동을 보인다.

폭식장애와 신경성 폭식증 환자는 음식과 체중, 외모에 과도하게 집착하고 체중 증가를 극도로 두려워한다. 그러나 폭식을 통제하지 못하기 때문에 짧은 시간 내에 빠른 속도로 많은 양의 음식을 먹고, 배가 고프지 않아도 음식을 먹으며, 배가 불러서 불편해져도 음식 먹는 것을 그만두지 못한다. 폭식한 뒤에는 자신에게 혐오감, 죄의식, 우울감을 느낀다.

진단표에 해당사항이 많다면 당신의 식욕은 어떤 방법을 써도 조절이 안 될 것이다. 당신의 노력이 부족해서, 의지가 부족해서 그런 게 아니다. 식욕 자체에 문제가 생겼기 때문에 아무리 해도 안 된다.

병원에서 진료하다 보면 미용을 목적으로 무리하게 감량하려는 사람을 종종 만난다. 지금도 너무 말라서 다이어트 약을 먹으면 위험하다고 설명해도 "그래도 처방해 주세요. 저 지금 너무 뚱뚱해요. 이렇게는 못 살아요"라며 울거나, 지방분해주사 시술 시 "못 걸어도 되니까 종아리에 주사 많이 놔주세요"라고 하는 사람도 있다.

섭식장애를 앓고 있다면, 체중 감량보다 먼저 섭식장애부터 고쳐야 한다. 섭식장애 치료에 두려움을 느낄 수도 있다. 먹는 것에 이렇게 신경 써도 살이 안 빠지는데, 섭식장애까지 고치면 살이 더 찌는 건 아닌가 걱정하기도 한다. 그러나 수영할 때 힘을 빼야 물에 뜰 수 있듯, 음식과 살에 대한 강박과 집착을 내려두어야만 살을 뺄 수 있다.

다이어트 때문에 신체와 정신의 건강을 잃어서는 안 된다. 아무리 예쁜 몸도 건강하지 않으면 아무 소용이 없다. 주변에서 내 몸을 어떻게 바라보는지에만 신경 쓰다가 내 몸이 망가진다면 그 책임은 오롯이 내가 져야 한다.

올바른 다이어트는 내 몸과 마음의 건강과 안녕을 위한 것임을 잊지 말자.

아직도 칼로리를 계산하는 당신에게

칼로리 이론은 사실 허구다

이론적으로 지방 1kg을 빼는 데는 7,700kcal가 소모된다. 산술적으로 1,000kcal를 먹고 2,000kcal를 쓰면 하루에 1,000kcal를 더 소모하니 77일이면 10kg을 뺄 수 있다는 뜻이다. 60kg이면 숨만 쉬어도 쓰이는 기초대사량이 대략 1,300kcal니까 1,000kcal에 맞춰 음식을 먹고 나머지 활동량으로 700kcal만 쓰면 된다. 움직임이 많지 않은 일반 사무직도 일상에서 500~700kcal는 사용하니, 운동으로 200kcal만 추가로 소모하면 된다. 어떤가, 솔깃하지 않은가?

이 계산대로라면 일주일에 1kg씩 11주 동안 몸무게가 쭉 내려가, 3개월 만에 10kg을 뺄 수 있다. 그런데 실제로는 그렇지 않다. 이 계산대로 살이 빠진다면 정체기가 오는 이유를 설명할 수 없다.

칼로리는 잊어라

음식에 대한 우리 몸의 반응은 칼로리만으로 결정되지 않는다. 우리 몸은 정교하고 복잡하게 순환, 호흡, 소화, 배설 등의 작업을 계속한다. 코로 공기를 들이마시고 내쉬며 숨을 쉬고, 심장에서 온몸으로 혈액을 공급하고, 신장에서는 소변을 만들며, 장에서는 연동운동을 하며 소화효소를 분비해 음식물을 분해하고 흡수한다. 몸에 세균이나 바이러스가 들어오면 백혈구가 열심히 맞서 싸운다. 약을 먹으면 간에서 독성을 분해한다. 머리카락과 손톱도 조금씩 자라고, 정자나 난자도 만들어낸다. 우리 몸은 살아있는 동안 이러한 작업을 단 한 번도 멈추지 않는다.

이 모든 대사 작용에는 에너지가 필요하다. 이 거대하고 복잡하고 섬세한 생명체를 한시도 쉬지 않고 운영하는 건 보통 일이 아니다. 우리 뇌는 몸 안으로 들어오는 에너지를 어디에 어떻게 사용할지 판단해 정교하게 배분한다. 신경과 호르몬을 통해 몸에서 어떤 일이 일어나고 있는지 전달받으면, 뇌는 상황에 맞는 전략으로 몸의 반응을 진두지휘한다.

감기에 걸려 입맛이 뚝 떨어지는 것은 단순히 코가 막혀서가 아니다. 몸이 바이러스와 싸우는 면역 반응에 집중할 수 있도록 뇌가 지시했기 때문이다. 바이러스를 제압하기 위해 백혈구를 더 만들어내고, 바이러스 정보를 림프절에 전달하고 항체를 생성하려면 위장관은 잠시 활동하지 않는 편이 낫다. 음식을 소화하는 과

정에서 연동운동을 하며, 효소를 분비하고 영양분을 흡수하는 데
들어가는 에너지를 줄이는 것이다. 이런 이유로 뇌는 위장관에 음
식이 꽉 차 있지 않도록 식욕을 떨어뜨린다.

당신이 맹신하는 칼로리 계산은 매우 부정확하다

사실 식품 라벨에 나와 있는 칼로리는 부정확한 정보다. 미국
식품의약국Food and Drug Administration, FDA에 따르면 제조업체마다
최대 20%의 오차가 있다고 한다. 즉, 500kcal라고 표기된 음식이
600kcal일 수도 있고 400kcal일 수도 있다.

우리 몸이 소모하는 칼로리 계산 역시 매우 부정확하다. 기초대
사량 계산 공식으로 쓰이는 해리스 베네딕트 공식은 성별, 나이,
키, 몸무게를 입력하면 기초대사량이 몇 kcal인지 알려준다. 우리
는 '기초대사량 + 운동으로 쓰는 칼로리'보다 적게 섭취하면 몸무
게가 줄어든다고 생각하고, 운동량과 음식량을 조절해 다이어트
를 하려고 한다.

여기서 함정은 이 공식이 '평균' 기초대사량을 계산한다는 점이
다. 기초대사량은 개인마다 격차가 크다. 2004년 영국의 생물학
자인 존 로저 스피크먼이 키와 몸무게가 같은 10명의 기초대사량
을 조사한 결과, 기초대사량이 제일 낮은 사람은 1,075kcal, 제일
높은 사람은 1,790kcal로 700kcal 이상 차이가 났다. 이 10명의
기초대사량을 실제로 측정하고 평균을 냈더니 해리스 베네딕트

공식에 맞아떨어졌다.

　이 공식은 인구에 최소한으로 필요한 식량의 양을 계산할 때는 유용하다. 그러나 개개인의 다이어트 계획에는 전혀 쓸모가 없다. 기초대사량 공식을 사용한 평균치로 '나의' 다이어트 계획을 짜니 당연히 부정확할 수밖에 없다.

　나의 신체 상태에 따라 나의 기초대사량은 그때그때 달라진다. 내가 섭취하는 열량과 내가 운동으로 쓰는 열량을 치밀하게 계산 해도, 앞서 살펴봤듯이 이미 기초대사량 계산에서부터 700kcal나 오차가 발생할 수도 있다.

　이 700kcal는 10km를 달려야만 소모할 수 있는 열량이다.

소식하는 다이어트로는 살을 뺄 수 없다!

적게 먹어야 살이 빠진다?

음식을 무조건 적게 먹어야 살이 빠진다는 것도 잘못된 생각이다. 살은 먹는 양에 비례해서 찌지 않는다. 물론 어떤 음식이든 지나치게 많이 먹으면 살이 찐다. 그렇다고 무조건 적게 먹는다고 해서 살이 빠지지도 않는다. 적게 먹어야 한다는 고정관념은 아무 음식이나 양만 적게 먹으면 된다는 생각으로 이어지기 쉽다. 밥은 안 먹고 아이스크림을 먹으며 살을 빼겠다는 식이다.

음식을 너무 적게 먹으면 우리 몸에 기근이 왔다는 신호가 간다. 위장관이 텅 비어 배고프다고 느낄 때 분비되는 호르몬*이 있는데, 이 호르몬이 우리 몸에 에너지 부족을 알려 절약모드에 돌입

*　그렐린(ghrelin). 그렐린에 대한 자세한 설명은 125쪽을 참고.

한다. 이렇게 되면 신진대사에 변화가 생겨, 기초대사량이 떨어지고 에너지가 들어오는 족족 체지방으로 저장하려고 한다. 몸이 자린고비가 되는 것이다. 이 상태에서는 절대 살을 뺄 수 없다.

만족감이 없는 식사는 잘못된 식사다

끼니를 먹고 난 뒤에도 만족감이 없고 먹은 것 같지 않다면 이는 잘못된 식사다. 배고프다는 느낌이 들지 않도록 충분하게 먹어야 한다. 충분하다는 느낌은 양에서만 오지 않는다. 음식에서 중요한 것은 양보다 질이다. 배가 빨리 불렀다가 빨리 꺼지는 음식도 있고, 배가 천천히 부르지만 오랫동안 든든함이 유지되는 음식도 있다. 음식의 성분에 따라 위장관에서 분비되는 포만감 호르몬이 달라지기 때문이다. 또, 몸에 기근이 왔다는 신호로 작용하는 특정한 음식 성분도 있다.

적게 먹으면 기초대사량만 떨어진다

그런데도 음식을 적게 섭취해야 한다는 생각을 포기 못 할지도 모르겠다. 우리가 어딘가에 갇혀 정해진 양의 음식만 배급받고, 아무리 배가 고프고 식욕이 솟구쳐도 추가로 음식을 먹을 방법이 없다면 살이 빠질 것이다.

1944년 미국 미네소타대학교에서 굶주림이 인체 대사에 끼치는 영향을 조사했다. 36명의 남성이 자원하여 1년 동안 미네소타 대학교 축구 경기장 안에 격리된 상태로 실험대상이 되었다. 이들은 처음 12주 동안에는 일반적인 식생활로 하루 평균 3,200kcal를 섭취하며 육체노동을 했다. 다음 24주 동안에는 육체노동은 그대로 하며 1,500kcal만을 섭취했다. 이렇게 섭취 열량을 제한하자 몸무게가 최대 25%까지 줄어들었고, 기초대사량은 연구 시작 시점에 비해 50%나 줄어들었다. 인체가 굶주림에 적응하고 생존하기 위해 심장 박동과 호흡, 체온을 낮추며 기초대사량을 줄인 결과였다.

문제는 다시 정상적으로 3,200kcal로 섭취 열량을 늘린 후였다. 참가자 전원이 예상보다 훨씬 빠른 속도로 연구 참가 전보다 몸무게가 늘었는데, 빠진 근육은 되돌아오지 않고 체지방만 늘어났다. 연구진은 굶주리는 동안 낮아진 기초대사량에서 그 원인을 찾았다. 연구진은 이 실험을 통해 몸에 들어오는 에너지가 줄어들면 뇌가 기초대사량을 줄여 사용하는 에너지를 아낀다는 사실을 입증했다. 한마디로 먹는 것을 줄여 다이어트를 하면 쉽게 살찌는 체질이 된다.

이 실험이 아니더라도, 다이어트를 해본 사람이라면 아무리 열심히 관리해도 더 이상 살이 빠지지 않는 정체기를 경험했을 것이다. 살이 빠질수록 기운이 없어지고 성질이 예민해지며 피부와 머리카락이 푸석푸석해진다면, 음식의 양만 줄이고 질은 신경 쓰지 못했다는 뜻이다. 이래서는 제대로 살을 뺄 수 없다.

처음 며칠, 몇 주 동안에는 몸무게가 줄어들지 몰라도 다이어트를 멈추는 순간 무서운 속도로 되돌아온다. 뇌가 현재 상황을 매우 부적절한 위기 상황으로 인식해 어떻게든 원래 상태로 되돌리려 하기 때문이다. 그러면 기초대사량이 떨어지고 식욕이 솟구치며 온종일 음식 생각만 하게 된다.

이렇듯 잘못된 다이어트는 오히려 상황을 악화시킨다.

운동으로 칼로리를 태워도
살이 안 빠질 수 있다

하루 10km를 걷는 수렵 부족과 사무직의 하루 대사량 차이는?

미국 듀크대학교의 진화인류학자 허먼 폰처는 탄자니아의 하드자hadza족과 도시인이 소비하는 에너지량을 10년 동안 비교하는 연구를 수행했다. 하드자족은 구석기 시대의 수렵, 채집 생활을 유지하는 부족으로 매일 10km를 걷는다. 하루의 대부분을 앉아서 생활하는 사무직 직장인보다 이들의 신체활동량이 명백히 많다. 그러나 하드자족과 사무직 직장인이 소비하는 에너지량에는 거의 차이가 없다는 충격적인 사실이 이 연구를 통해 밝혀졌다.

우리 몸이 단순한 기계장치라면 일일에너지 소비량의 작은 증가는 결국 체중 변화로 이어질 것이다. 하지만 우리 몸은 단순한 기계장치가 아니다. 오랜 기간에 걸쳐 만들어진 진화의 역동적 산물로, 활동과 식량 이용도에 따라 빠르게 달라지고 적응하고 변화해 왔다. 우리의 몸, 더 정확하게 우리의 뇌는 배고픔과 대사율을 조종해 감량한 체중을 유지하기 몹시 힘들게 만든다. 대사 기관은 우리가 매일 소모하는 에너지와 섭취하는 에너지를 맞추도록 정교하게 조정되며, 그 반대의 경우도 마찬가지다. [*]

운동을 통해 억지로 에너지를 쓰려고 해도, 신진대사로 쓰는 에너지량이 줄어들면 제자리걸음이다. 단순히 신체활동을 늘린다고 해서 우리 몸이 소비하는 전체 에너지량이 늘어나지는 않는다.

운동이 음식을 먹은 것을 취소하기 위한 행동이 되어서는 안 된다. 이런 접근법으로는 칼로리를 추가로 태울 수 없을뿐더러 먹은 만큼 운동해야 한다는 생각에 음식을 온전히 즐길 수 없다. 즉, 음식과 운동에 강박이 생길 수 있다.

먹는 만큼 에너지를 써야 살찌지 않는다?

먹는 에너지 − 쓰는 에너지 = 저장되는 에너지

우리가 철석같이 믿는 이 공식은 반쪽짜리 진실이다. 이 공식은 몇 시간 혹은 며칠 정도의 단기간에만 적용된다. 장기간의 몸무게

---

[*] 허먼 폰처, 《운동의 역설》, 김경영 옮김, 동녘사이언스, 2022.

변화는 이 공식만으로 설명할 수 없다.

300만원을 버는 사람이 100만원은 무조건 저축하겠다고 마음먹었는데 갑자기 예상치 못한 지출이 생긴다면, 생활비를 줄이거나 아르바이트를 해서라도 저축액을 맞추려고 노력한다.

우리 몸도 마찬가지로, 에너지 저장을 그 무엇보다 우선순위로 둔다. 우리 몸이 지방을 100만원어치 보존하겠다고 마음먹으면, 아무리 운동으로 쓰는 에너지를 늘려도 기초대사량이 줄어들며 100만원어치의 지방을 지키려고 한다. 그것만으로도 모자라면 식욕을 높여 음식을 먹어서 에너지를 늘리려고 한다. 과도하게 무작정 운동하면 병든 닭처럼 힘은 없는데 식욕이 치솟는 이유가 바로 이것이다.

우리 몸에서 보존해야 하는 지방의 양은 굉장히 중요하다. 지방은 음식을 섭취하지 못할 때 소중한 에너지원으로서 굶어 죽을 확률을 낮춰준다. 특히 여성의 경우 임신과 출산을 위해 체지방을 일정량 이상 보존하는 것이 매우 중요하다. 그래서 갑자기 체지방량이 줄어들면 다른 신체 부위에서 쓸 에너지를 줄이거나 식욕을 높여 추가로 에너지를 섭취하게 하는 등 어떻게든 체지방을 보존하려고 한다. 이는 우리가 의식적인 행동과 계획으로 조절할 수 없는 영역이다.

지방분해주사, 지방흡입수술로
살을 뺄 수 있다?

살 빼려는 목적보다 소량의 군살 제거에 효과적이다

뭐든 비용이 비싸면 그에 비례하는 효과를 기대하기 마련이다. 하지만 비용과 효과가 반드시 정비례하지는 않는다. 지방분해주사와 지방흡입수술 기술이 아무리 발달해도 뇌에서 설정하는 체중 설정값*을 바꿀 수는 없다. 그래서 이런 시술과 수술은 어느 정도 체중을 줄인 후 소량의 군살 제거 목적으로만 받아야 한다.

의사가 된 후 나는 지방분해주사를 많이 시술했다. 지방분해주사는 팔뚝, 허벅지 안쪽과 같이 비교적 좁은 한 부위의 지방을 줄

---

* 우리 뇌가 생존하기에 가장 안전하다고 판단한 체중이다. 뇌가 생존을 위해 필요하다고 판단한 체지방 저장량이 내 몸의 체중 설정값이 된다. 유전과 식습관, 생활방식 등에 따라 사람마다 다르고, 우리 뇌가 정한 체중 설정값이 항상 건강한 체중을 의미하지는 않는다. 좀 더 자세한 설명은 162쪽을 참고.

이는 데는 분명히 효과가 있다. 그러나 팔뚝에서 효과를 봤다고 해서 복부와 옆구리, 허벅지 안팎에 주사를 맞아도 기대했던 효과는 나지 않는다. 지방분해주사의 용량을 아무리 늘려도 지방을 일정량 이상 제거할 수는 없다. 몸에 지방이 쌓이는 원인을 해결하지 않는 이상, 지방을 아무리 분해하고 배출하려 해도 몸에서 지방을 놓아주지 않는다.

지방흡입수술로 내 몸에 있던 20kg의 지방 중 5kg을 제거했다고 치자. 내 몸은 사라진 5kg을 되돌려놓기 위해 식욕을 폭발시키고 대사를 떨어뜨린다. 수술받은 부위는 지방세포 숫자가 줄어들어 지방이 커지는 정도가 덜하지만 대신 다른 부위의 지방세포가 굉장히 커진다. 지방흡입수술 후 체형이 바뀌었다고 호소하는 사람이 정말 많다. 복부 지방흡입수술을 받으면 허벅지에 살이 찌고, 팔뚝 지방흡입수술을 받으면 복부에 살이 찌는 식이다. 그러면 복부에 다시 지방흡입수술을 받으면 되지 않느냐고 반문하는 사람이 있는데, 생각지도 못한 곳까지 살찌는 결과를 불러온다. 목덜미가 두둑해지고 손목과 손가락까지 두꺼워지는 사람도 있었다.

그리고 성인이 되면 지방세포의 숫자가 더 이상 늘어나지 않는다는 상식과 달리, 지방세포는 6배 이상 커지고 분열해 숫자가 늘어날 수 있으며, 지방흡입수술을 한 자리에 지방이 되돌아올 수도 있다.

억지로 살을 빼는 것이 아니라 저절로 빠지게 해야 한다

태양과 바람이 지나가는 나그네의 옷을 벗기려고 대결하는 이야기를 알고 있을 것이다. 바람은 거칠게 불며 나그네의 옷을 억지로 벗기려고 했으나 나그네는 옷을 더 세게 붙잡았을 뿐만 아니라, 추워진 날씨에 옷을 더 단단히 여몄다. 태양은 완전히 반대 전략을 취해 뜨거운 햇볕을 내리쬐어 나그네가 스스로 옷을 벗도록 했다.

이제껏 내가 해온 다이어트가 이 이야기의 바람과 같은 방식은 아니었을까? 태양과 바람은 '우리의 의식과 행동', 나그네는 '뇌', 옷은 '체지방'과 같다. 음식을 적게 먹고 운동으로 에너지를 태우며 억지로 체지방을 없애려 하면 뇌는 기근이 왔다고 생각하고 체지방을 더 채우려 한다. 도저히 이길 수 없는 싸움이다.

전략을 바꿔야 한다. 내 몸과 뇌의 작동 방식을 이해하고 적절한 신호를 주어 살이 저절로 빠지도록 해야 한다. 올바른 음식과 생활습관을 통해 에너지를 애써 저장할 필요가 없다고 판단하면, 뇌는 신진대사를 높여 먹는 족족 에너지를 활활 태워버린다. 그러면 기초대사량이 높아져 체온이 올라가고, 기운이 넘치며, 면역력과 생식능력까지 좋아진다.

가짜 식욕이야말로 진짜 식욕이다

위로, 보상, 칭찬, 응원의 의미가 있는 '음식'

소아 응급실에서 인턴으로 일할 때 나의 필수품은 뽀로로 비타민이었다. 열이 나거나 배가 아프거나 다쳐서 병원으로 온 아이들은 의사인 내 손이 닿기 전부터 울곤 했다. 아이들은 병원이라는 낯선 공간에서 흰 가운을 입은 의사를 만나는 것만으로도 겁에 질려 있었다. 그때 뽀로로 비타민을 내밀며 "안녕? 선생님이 물어보는 거 대답해줄 수 있어? 씩씩하게 대답하면 뽀로로 비타민 줄게"라고 말하면 곧 울음을 그쳤다.

음식(간식)은 아이를 달래는 효과적인 수단이다. 이런 상황은 가정에서도 흔히 벌어진다. 숙제하기 싫어하는 아이에게 "여기까지 문제를 풀면 아이스크림 한 개 먹게 해줄게"와 같은 식으로 꼬드길 수 있다. 좀 치사하긴 하지만 잘 먹히는 방법이다. 이렇게 음식에는 위로, 보상, 칭찬의 의미가 있다.

이제 우리는 다 자란 어른이 되었다. 그러나 우리가 음식을 대하는 태도는 어린아이와 크게 다르지 않다. 열심히 공부해 힘든 시험에 합격하면 멋진 식당의 고급스러운 음식으로 고생한 나에게 보상한다. 일하기 싫을 때 과자를 주워 먹으면 일할 마음이 한결 더 생긴다. 열받는 일이 생기면 불닭볶음면이나 엽기떡볶이처럼 매운 음식으로 기분을 푼다. 친구가 애인과 헤어졌다고 하면 함께 소주를 마신다. 배를 채우기보다 감정을 달래는 데 더 큰 목적이 있다.

음식은 여전히 위로, 보상, 칭찬, 격려, 응원 등의 감정적인 의미를 지닌다.

가짜 식욕이야말로 참을 수 없는 진짜 욕구다

이렇게 상황과 감정에 따라 음식이 먹고 싶을 때 느끼는 식욕을 흔히 '가짜 식욕'이라고 한다. 사실 나는 '가짜 식욕'이라는 말을 아주 싫어한다. 지금 내가 얼마나 짜증이 나는지, 이 상황에서 불닭볶음면이 얼마나 당기는지 알지도 못하면서! 불닭볶음면을 꼭 먹어야겠다는 이 식욕, 이 느낌은 분명 진짜다. 가짜라고 치부하기엔 너무나 강하고 생생하다.

음식을 배고플 때만 먹으며 자란 사람은 없다. 누구나 다양한 상황에서 다양한 이유로 음식을 먹으며 자라고, 그 기억은 모두 뇌에 차곡차곡 쌓여 있다. 그리고 우리 뇌는 배고플 때뿐만 아니라 여러 가지 이유로 식욕이 생기게끔 프로그래밍되어 있다. '가짜 식욕'도 뇌 신경회로가 만들어내는 참기 힘든 욕구다. 즉, '가짜 식욕'이야말로 진짜 식욕이다.

가짜 식욕이라고 하면 실체가 없다고 여기고 참거나 무시하며 외면하려고 한다. 하지만 가짜 식욕은 분명히 실체가 있다. 허기에서 비롯된 진짜 식욕과 마찬가지로 호르몬이 작용한다. 따라서 위장이 텅 비어 있지 않다는 이유만으로 가짜 식욕은 무조건 참아야 한다고 생각하면 번번이 패배할 수밖에 없다.

분명히 무언가를 먹었지만 자꾸만 더 먹고 싶어 하는 나 자신을 돼지 같다고 자책하지 말자. 내가 오늘 먹은 음식, 내가 처한 상황, 나의 기분, 이 모든 것이 합쳐져 무언가를 먹고 싶다는 결과로 나온 것이다. 억지로 참거나 무시하지 말고, 제대로 파악하고 조절하는 방법을 찾아야 한다.

몸무게를 줄이기 전에
식욕부터 길들여라

포만감, 충동 조절이 고장 난 건 아닐까?

앞서 나온 먹방 유튜버였던 사촌동생은 결국 다이어트에 성공했다. 당시 사촌동생은 일반적인 식욕과 감정 상태가 아니었다. 머릿속에 뭔가 문제가 생긴 것이 분명했다. 나는 이 사태가 세로토닌serotonin이 제 기능을 못 하기 때문일 수 있다고 판단했다.

세로토닌은 흔히 '행복 호르몬'으로 알려져 있다. 세로토닌이 부족해지면 우울하거나 불안해지고 무기력해지기도 한다. 세로토닌은 포만감과 충동 조절에도 관여하는데, 배가 찢어질 때까지 먹어도 만족이 안 된다면 세로토닌이 제 기능을 하지 못해 뇌에서 포만감을 느끼지 못하는 것일 수도 있다. 뭔가 먹고 싶은 충동을 도저히 감당할 수 없는 것도 '내가 그냥 아무 생각 없이 먹는 걸 좋아하는 돼지'라서가 아니라 세로토닌의 기능 이상 때문일 수 있다.

내 전공이 신경정신의학은 아니지만, 사촌동생의 상태만큼은 명확하게 신경성 폭식증으로 진단할 수 있었다. 폭식장애, 폭식증은 다양하고 복합적인 원인으로 발생할 수 있다. 사촌동생의 경우 먹방 촬영 때문에 시작한 폭식이 신경성 폭식증의 시발점이라고 볼 수 있다. 폭식을 하며 세로토닌의 분비와 작용이 점점 정상범위를 벗어났을 것이다. 그리고 이후 영양소는 고려하지 않고 음식을 적게 먹는 다이어트를 하며, 기초대사량이 떨어지고 식욕은 더 치솟았을 것이다. 사촌동생은 절식과 폭식을 반복하며 실패할 수밖에 없는 다이어트를 했고, 몸과 마음 모두 건강에서 멀어졌다.

나는 사촌동생에게 약을 먹어보자고 제안했다. 세로토닌에 문제가 생겨 식욕 조절도 안 되고 기분 조절도 안 된다면 SSRI*가 답이 될 수 있다. SSRI는 가장 널리 쓰이는 우울증 약인데 세로토닌 부족으로 생기는 다양한 질환에도 쓰인다. 혹시라도 다이어트 때문에 우울증 약까지 먹어야 한다며 거부감을 가질까봐 걱정했지만, 다행히 사촌동생은 잘 이해하고 내 말을 잘 따라주었다.

SSRI를 먹으면서부터 사촌동생의 상태는 놀라울 정도로 호전되었다. 제일 큰 변화는 음식을 적당히 먹은 후 수저를 놓게 되었다는 점이다. 누텔라 초콜릿잼을 퍼먹으면서도 더 달았으면 좋겠다고 하던 아이였는데, 적당한 단맛의 음식을 맛있게 먹을 수 있게

---

* Selective Serotonin Reuptake Inhibitor(선택적 세로토닌 재흡수억제제). SSRI에 대한 자세한 설명은 146쪽을 참고.

되었다.

식욕이 어느 정도 정상범위로 돌아오며 사촌동생은 다이어트 방식에 변화를 주었다. 일상적인 밥과 반찬 위주로 먹는 일반식 다이어트를 시작했다. 전보다 먹는 양이 늘었는데도 살이 빠졌고, 몸의 호르몬이 균형을 찾아 식은땀을 흘리거나 몸이 붓는 이상 증세도 좋아졌다.

사촌동생은 6개월에 걸쳐 아주 천천히, 그렇지만 단단하게 체중을 줄여나갔다. 배고픔을 억지로 참지 않으면서도 몸무게 앞자리를 두 번이나 갈아치웠고, 옷도 새로 사고 가족 모임에도 참석하며 일상을 회복하는 데 성공했다.

| 닥터 유주의 Q&A |

우울증 약을 먹으면 누구나 살을 뺄 수 있나요?

섭식장애 증상이 뚜렷하던 사촌동생은 우울증 약을 복용해 식욕과 기분을 정상화한 후, 비로소 올바른 다이어트를 시작할 수 있었다. 하지만 우울증 약을 먹는다고 무조건 식욕이 억제되고 살이 빠지는 것은 아니니 주의하자. 약 복용이 필요한지 여부는 개인의 증상에 따라 의사와 상담하며 신중하게 결정해야 한다.

식욕이 당기는 데는 다양한 이유가 있다

연료만 넣으면 군말 없이 작동하는 기계와 달리, 인간은 배만 채워주는 음식이 아니라 식욕을 채워주는 '맛있는' 음식을 먹고 싶어 한다. 배는 고픈데 입맛이 없을 때가 있는가 하면, 배가 불러도 왠지 자꾸만 더 먹고 싶을 때도 있다. 위장관이 텅 비어 배가 고플 때뿐만 아니라, 미량영양소*가 결핍되어도 식욕이 생길 수 있고 스트레스나 감정 때문에 식욕이 생기기도 한다.

식욕의 종류에 따라 충족하는 방법도 다르다. 그런데 이런 특징을 무시하고 식욕을 억누르기만 하거나 좋아하지 않는 음식으로 배만 채우면 우리 뇌는 욕구불만을 느낀다. 기본적인 욕구가 충족되지 않으면 뇌는 스트레스를 받아 날카롭고 예민해지며, 신경질적이고 불쾌한 감정을 만들어낸다. 이런 불쾌함을 해소하기 위해서라도 무언가를 먹으라고 촉구하는 것이다.

칼로리에만 집착하니까 실패하는 다이어트

게다가 뇌에는 생존을 위해 적절한 체지방량을 유지하려는 항

---

* micronutrient. 우리 몸에 에너지를 공급하고 신체를 구성하는 탄수화물, 단백질, 지방은 많은 양을 필요로 하는 다량(대량)영양소다. 반면에 비타민, 미네랄처럼 우리 신체 기능이 제대로 움직이도록 도와주는 미량영양소는 다량영양소에 비하면 필요한 양은 적지만 부족해지면 건강상의 문제를 가져온다.

상성이라는 메커니즘이 있다. 체지방량이 갑자기 줄어들면, 뇌에서는 이를 돌이키기 위해 식욕을 높이고 기초대사량을 떨어뜨리는 변화를 일으킨다. 칼로리를 적게 섭취하려 해도, 치솟은 식욕 때문에 뜻대로 하기가 점점 더 어려워진다. 칼로리를 더 소모하려 해도, 떨어진 기초대사량 때문에 쉽지 않다. 뇌를 무시하고 칼로리에만 집착하다 보면 다이어트에 실패할 수밖에 없다.

이런 뇌의 메커니즘을 이해하지 못하고 무조건 먹는 걸 참으려고만 하면 점점 악순환으로 치닫게 된다. 채워지지 않는 식욕 때문에 스트레스를 받고, 스트레스를 받으니 식욕은 더욱 강해진다. 살을 빼야 하는데 자꾸만 먹고 싶어 하는 스스로에게 자괴감이 생긴다. 참다못해 식욕이 한꺼번에 터지면 폭식을 한다. 폭식 후에는 먹는 것을 조절하지 못한 자신에게 후회와 수치심이 밀려온다. 다이어트는 다이어트대로 실패하고, 정신 건강마저 피폐해진다.

나쁜 음식, 좋은 음식이라는 흑백 논리는 이제 그만

다이어트를 할 때 가급적 피하면 좋은 음식들이 있다. 설탕, 밀가루, 질 나쁜 지방이 많고 가공도가 높은 음식일수록 다이어트에 방해가 된다. 대표적으로 떡볶이, 치킨, 라면, 마라탕, 짜장면, 탕수육, 곱창, 과자, 초콜릿, 아이스크림 등이다.

그렇다고 이런 음식을 '절대 먹으면 안 되는 나쁜 음식'으로 규정하는 것은 좋지 않다. 먹으면 안 된다고 금지하는 순간, 평소에는 잘 안 먹던 음식도 더 먹고 싶어지는 게 사람 마음이니 말이다. 게다가 나쁜 음식이라고 규정한 음식이 먹고 싶어지면 스스로를 한심하거나 의지 부족으로 여기는 부정적인 감정이 생길 수 있다.

앞서 나열한 음식들은 그 자체로 나쁜 음식이 아니라, 다이어트라는 목적에 방해가 되는 음식일 뿐이다. 다이어트를 할 때 라면은 가급적 피해야 하지만, 전쟁 상황에서는 소중한 식량이다.

나쁜 음식, 좋은 음식이라는 극단적인 평가는 극단적인 반응을 가져오기 쉽다. 체중 감량이라는 목표에 가장 효율적인 지름길로 안내하는 음식과 먼 길로 돌아가게 하는 음식이 있을 뿐이다. 조금 돌아가더라도 오늘은 곱창을 먹고 싶다면 그렇게 해도 된다. 먹을 때 얻는 쾌락과 다이어트라는 목표에서 멀어지는 손해를 비교한 후, 내가 원하는 것을 선택하면 된다. '무조건 먹으면 안 돼!'라고 생각할 때보다 조절하기가 훨씬 쉬워진다. 단, 너무 멀리 벗어나면 그만큼 돌아오기 힘들어진다는 것을 기억하자.

그리고 다이어트에 도움이 되는 음식을 두고 '이 음식을 먹어야 해'라는 의무감이 아니라 '이 음식을 먹고 싶어'로 생각의 방향을 바꾸도록 노력해 보자. '해야 한다'에서 '하고 싶다'로 어휘를 바꾸는 것만으로도 압박감과 스트레스가 줄어든다.

식욕 길들이기부터 먼저 해결하자

99.9%의 의사가 아직도 식단으로 칼로리 섭취를 줄이고 운동

으로 칼로리 소비를 늘리면 무조건 살이 빠진다고 믿는다. 섭취한 에너지를 줄이기 위해 "어떤 음식을 먹어라, 먹지 마라"라고만 하고 에너지 소비를 늘리기 위해 운동을 더 하라고만 한다. 의사들은 내가 어떤 음식을 왜 먹고 싶은지에 대해서는 관심이 없다. 다이어트에서 뇌가 하는 역할에 관심이 없기 때문이다.

칼로리를 더 소모해 일시적으로 몸무게를 줄여도 뇌가 달라지지 않으면 몸은 달라지지 않는다. 올바른 다이어트를 위해서는 식욕을 이해해야 한다. 식욕과 맞서 싸우지 말고, 식욕을 충족시키고 달래주어야 한다. 식욕을 억누르려고 하지 말고 감당할 수 있을 정도로 조절해야 한다. 그런데 식욕 조절이 과연 어떻게 가능할까?

《나는 왜 과식하는가》의 저자 브라이언 완싱크에 따르면, 사람은 음식과 관련된 선택을 하루에 평균 221번 한다고 한다. 처음에는 우리가 음식을 선택하고 언제, 무엇을, 얼마나 먹을지 결정한다. 그런데 시간이 갈수록 도저히 거부할 수 없는 음식이 생긴다. 한번 먹고 싶다는 생각에 꽂히면 그 음식 생각이 머릿속을 떠나지 않는다. 내가 주체적으로 음식을 선택하는 것이 아니라 음식이 주는 쾌락에 끌려다니게 된다.

음식은 내가 먹고 싶으면 먹고, 먹기 싫으면 안 먹을 수 있어야 한다. 음식에 질질 끌려다니지 않고 살을 빼기 위해서는 음식과 식욕을 대하는 나의 감정과 태도부터 달라져야 한다.

3장

기분이
식욕이
되지 않게!
: 마음부터
날씬해지는 법

기분이 식욕이 되지 않게!

살이 안 찌는 체질이었다면 얼마나 좋을까?

'나는 왜 이렇게 먹는 걸 좋아할까. 나는 왜 이렇게 살쪄서 이 고생을 할까. 많이 먹어도 살 안 찌는 체질을 타고났다면, 원래부터 날씬했다면 얼마나 좋을까.'

다이어트를 하다 보면 자꾸 이렇게 신세 한탄을 하며 우울해지기 마련이다. 이제껏 기분이 안 좋으면 먹어서 풀었는데, 그 방법마저 꽉 막혀버렸으니 진퇴양난이다.

다이어트를 잘하려면 기분 관리를 반드시 병행해야 한다. 우울증이 있는 사람은 과식과 폭식을 할 위험이 더 크며, 일반인보다 비만이 될 확률이 높다. 비만인 사람 역시 자신감 저하, 건강 악화 등으로 우울감을 느낄 가능성이 높다. 우울하면 살찌기 쉽고, 살이 찌면 더 우울해진다. 살찐 것도 싫은데, 살찌면 우울해질 확률까지 높아진다니. 이런 악순환에서 벗어나기 위해서라도 먹는 것을 바꾸는 것뿐만 아니라 내 마음도 함께 바꿔야 한다.

나는 앞서도 말했듯, 오랫동안 순환기분장애와 섭식장애로 고생했다. 제멋대로 날뛰는 기분과 식욕 때문에 괴로웠다. 기분과 식욕은 분명히 내 것인데 내 마음대로 되지 않는다. '기분을 좋아지게 해야지' 하고 결심해도 기분은 쉽사리 달라지지 않는다. 그 이유는 기분과 식욕은 뇌에서 만들어내는 것이기 때문이다.

지금 당장 기분이 나아지는 것에 집중하는 뇌

뇌는 즉각적으로 이득이 되는 일에 더 크게 반응하고, 미래에 일어날 일은 나 몰라라 한다. 너무 많이 먹으면 비만이나 당뇨, 고혈압에 걸릴 수 있지만 당장은 신경 쓰지 않는다. 뇌 입장에서는 지금 당장 기분이 나아지는 게 훨씬 중요하기 때문이다.

우리는 즉각적인 이득은 크게 느끼고 미래의 손해는 작게 느끼게 진화한 뇌를 가지고 정반대의 일을 해내야 한다. 본성과 다르게 움직여야만 잘 살 수 있다니, 인생이란 정말 호락호락하지 않다.

당신의 기분이 나빠진 것은 음식을 못 먹어서가 아니다

우리는 이런 뇌의 특징을 이해하고 우리에게 정말로 도움 되는 일이 무엇인지 이성적으로 따져봐야 한다. 지금 당장 음식을 먹는 것의 이득이 장기적으로는 내 몸에 손해가 될 수 있음을 인지해야 한다. 단박에 되지는 않지만 인식하는 것, 그 자체가 변화의 시작이다.

아래 체크 리스트에 '예'라고 대답한 질문이 많을수록 기분이 식욕이 되기 쉬운 상태다. 지금 당장 이러한 습관을 바꿀 수는 없다. 다만, 음식을 먹는 것이 지금 나에게 꼭 필요한 일인지, 장기적으로 나에게 이득이 되는지 면밀하게 따져볼 필요가 있다.

기분이 좋을 때보다 기분이 안 좋을 때 식욕을 참기가 훨씬 어렵다. 기분이 나쁠 때는 "아, 몰라! 오늘은 그냥 먹을래"가 되기 쉽다. 음식을 먹어서 부정적인 기분이 조금이라도 나아진다면 그건 좋은 일이다. 하지만 짜증 난다, 우울하다, 화가 난다, 슬프다, 열

기분과 식욕의 관계성 체크 리스트

1. 기분이 안 좋을 때 찾는 특정한 음식이 있는가?　　　☐

2. 기분에 따라 음식 선택에 영향을 받는가?　　　☐
   (예를 들어 기분이 괜찮을 때는 몸에 좋은 음식을 흔쾌히 먹다가도, 기분이 엉망일 때는 아무 음식이나 먹곤 하는가?)

3. 기분에 따라 음식을 먹는 양이 달라지는가?　　　☐

4. 마음이 허전하거나 심심할 때 음식을 먹고 싶어지는가?　　　☐

5. 주변 분위기에 따라 음식을 먹는 양이 달라지는가?　　　☐

6. 음식을 먹는 것이 삶의 유일한 낙이라고 생각하는가?　　　☐

받는다, 답답하다, 불안하다, 외롭다 등의 부정적인 감정을 음식으로만 해결하려는 태도는 문제가 된다. 나의 부정적인 감정이 음식을 못 먹어서 생겨난 것은 아니지 않은가?

그래도 먹고 싶다면 조건부 전략을 사용하자

그동안 기분이 안 좋을 때마다 맛있는 음식을 먹으며 잘 살아왔는데, 갑자기 뚝 끊으려고 하면 당연히 잘될 리가 없다. 그래야 한다는 사실만으로 더 스트레스를 받을 수도 있다. 허기지지 않은데도 여전히 스트레스 때문에 무언가 더 먹고 싶다면 조건부 전략을 사용하자. '기분이 안 좋다'와 '맛있는 음식을 먹는다' 사이에 새로운 시도를 하는 행동 패턴을 추가한다. 새로운 행동을 몇 가지 해본 뒤 실패하면 맛있는 음식을 먹는다.

먹는 것 외에도 감정을 바꾸는 방법은 무궁무진하다. 미각을 제외한 나머지 감각을 적극적으로 활용해 보자. 내가 쓰는 방법은 다음과 같다.

시각 | 귀여운 영상이나 밑도 끝도 없이 웃긴 영상 시청하기, 초를 태우며 불빛 바라보기, 모래시계의 모래가 떨어지는 것 바라보기
후각 | 좋아하는 향수 뿌리기, 아로마 오일 바르기, 룸 스프레이 뿌리기, 향초 태우기
청각 | 지금 기분과 아예 다른 분위기의 음악 듣기, 차분한 자연의 소리 듣기
촉각 | 강아지 쓰다듬기, 머리 빗기, 손 씻고 핸드크림 바르기, 따뜻한 물로 샤워하기, 마사지 받기

몸을 직접 움직이는 자극도 꽤 도움이 된다. 가벼운 스트레칭을 하거나 산책하기, 소리 내어 노래 부르기, 손을 움직여 글을 쓰거나 그림 그리기 등도 감정을 환기하는 데 도움이 된다.

새로운 시도를 해보고 기분이 나아지면 잘된 일이고, 여전히 나아지지 않는다면 무언가를 먹어도 된다. 열받으면 먹을 것부터 찾는 사람이 되는 것만큼은 막을 수 있다. '기분이 안 좋다 → 음식을 먹는다' 사이의 연결고리를 끊음으로써 뇌의 자동화 프로그램을 개선하는 방법이다.

음식이 아닌 부정적인 감정 자체에 집중하라

우리 몸은 통증 수용체를 통해 통증을 전달하는데, 이 수용체에 문제가 있는 사람은 통증을 전혀 느끼지 않는다. 통증이 없으면 행복할까? 그렇지 않다. 다치지 않기 위해 평생 노심초사 조심해야 한다. 통증을 전혀 느끼지 못해 큰 사고로 이어질 수 있기 때문이다. 나를 아프게 하는 통증이 사실은 나를 보호하는 역할을 하듯, 우리 마음을 아프게 하는 부정적인 감정 역시 마찬가지다.

나를 괴롭히는 부정적인 감정도 나를 보호하기 위한 것이고 나에게 전달하고자 하는 바가 있다. 회피하지 말고 정면으로 들여다보면 내가 어떤 사람이며 무엇을 원하는지 알 수 있고, 그에 따른 해결 방법도 떠오른다.

음식과 자존감의 상관관계

자존감을 구성하는 세 가지 요소

내가 먹을 음식을 주도적으로 선택하고 결정하는 것을 통해 자존감을 높일 수 있다. 음식과 자존감은 다소 동떨어진 것처럼 보이지만 꽤 연관이 깊다. 자존감은 크게 자기효능감, 자기조절감, 자기안전감이라는 세 가지 요소로 구성된다.[*]

1 **자기효능감** 어떤 일을 성공적으로 완수하여 목표에 도달할 수 있다고 믿는 신념이다. 자기효능감이 높은 사람은 자신의 능력을 믿고 도전적인 상황에 더 적극적으로 참여하며, 어려운 문제가 생겨도 이겨내려 끈기 있게 노력한다.

[*] 윤홍균, 《자존감 수업》, 심플라이프, 2016.

2 **자기조절감** 자신의 사고와 감정, 욕구, 행동을 조절할 수 있다고 느끼는 것이다. 자기조절감이 높은 사람은 자신의 삶을 제어하며 자신이 원하는 삶을 만들어가고 있다고 느낀다.

3 **자기안전감** 자신의 인생이 안전하게 유지되고 있다고 느끼는 것이다. 자신이 처한 상황이 위태롭고 불안정하다고 느끼면 자기안전감이 낮아질 수 있다. 먼 미래에 대한 막연한 걱정도 자기안전감을 떨어뜨리는 요인이다.

우리는 하루도 빠짐없이 매일 음식을 먹는다. 날마다 먹는 음식을 내가 직접 계획하고 이를 지키기 위해 나의 욕구와 행동을 관리하는 것은 자기효능감과 자기조절감을 높인다. 반대로 다이어트를 방해하는 음식을 먹고 후회하는 일을 반복한다면 '식단 하나 제대로 못 지키는 사람'이라는 생각에 자기효능감과 자기조절감이 떨어질 수 있다. 그리고 그때그때 생기는 식욕에 따라 매일 다른 음식을 먹는 것에 비해, 스스로 정한 대로 꾸준히 표준적인 식사를 하는 것은 자기안전감을 가지는 데 도움이 된다. 지금 내가 먹어야 할 음식을 먹는 것으로 현재에 집중하면 먼 미래에 대한 걱정도 떨칠 수 있다.

이렇게 매일 반복하는 일에서 자기효능감, 자기조절감, 자기안전감을 높이는 작은 경험을 쌓으면 자존감도 자연스럽게 높아진다. 자존감이 높아질수록 자신을 긍정적으로 여기고 스스로 결정한 행동을 존중하게 되므로, 올바른 음식을 선택하는 데도 도움이 된다.

자존감이 낮은 사람들은 스스로를 부정적으로 인식하여 자기 자신의 가치를 낮게 평가하고, 불안감과 자책감을 쉽게 느낀다. 부정적인 감정과 스트레스를 자주 느끼면 이는 잘못된 음식 선택으로 이어질 수 있다.

매일 먹는 음식부터 바꿔보자

나는 먹는 음식을 바꾸고 난 뒤, 나도 모르는 사이에 순환기분장애에서 벗어났다. 내 마음대로 조절되지 않는 기분과 식욕 때문에 더 이상 고통받지 않는다. 식욕을 조절할 수 있게 되니 몸과 마음에 평화가 찾아왔다. 몸도 마음도 편안해지니 스트레스도 줄어들어 식욕을 더 쉽게 조절할 수 있었다. 혹시 기분이 널뛰더라도 어쩔 줄 몰라하던 예전과 달리 어떻게 가라앉혀야 할지 방법을 터득했다.

인생을 살며 무엇 하나 내 마음대로 되지 않아 힘들다면, 매일 먹는 음식부터 바꿔보자. 음식으로부터 시작해 내가 원하는 내 모습이 되는 방법을 익히고 연습하다 보면, 어느새 내 인생을 내가 원하는 모습으로 바꾸는 방법도 터득할 수 있다.

다이어트와 먹는 즐거움,
두 마리 토끼를 잡는 한계효용 체감의 법칙

먹는 양보다 만족도가 더 중요하다

놀이공원에서 제일 좋아하는 짜릿한 놀이기구를 탄다고 상상해 보자. 기분 좋은 짜릿함을 더 느끼고 싶어 같은 놀이기구를 한 번 더 타면 아주 재밌을 것이다. 처음엔 느끼지 못했던 즐거움까지 찾는다면 더욱 짜릿할 수 있다. 하지만 세 번째로 타면 첫 번째나 두 번째만큼 짜릿하지 않다. 네 번째로 타면 슬슬 멀미도 나고 어지러워진다. 다섯 번째까지 똑같은 놀이기구를 타야 한다면 그건 고문이다.

이렇게 처음에는 만족스럽던 재화나 서비스를 반복해서 이용할수록 만족감이 떨어지는 것을 경제학에서는 '한계효용 체감의 법칙'이라고 한다. 한계효용 체감의 법칙은 재화나 서비스뿐만 아니라 감각에도 적용된다.

어떤 음식을 먹을 때 처음 한입이 맛있었다고 해서 먹으면 먹을 수록 만족도가 증가하지는 않는다. 일정 시점을 넘어 계속 먹으면 만족이 고통으로 바뀔 수 있다. 음식을 더 기분 좋고 맛있게 먹으려면 양이 아니라 만족도를 더 높이는 법을 고민해야 한다.

내가 먹는 음식 안에서 최대의 행복을 누리는 방법

1 **내가 맛있게 먹을 수 있는 양을 가늠할 수 있어야 한다** 배가 고프면 닥치는 대로 먹을 수 있을 것 같지만 막상 먹어보면 그렇지 않다. '오늘은 실컷 먹어야지' 하고 작정한 뒤 먹어도 후회가 몰려오기 십상이다. 배부른 상태가 불쾌하거나 불편할 수도 있고, 소화가 잘되지 않아 몸이 무겁고 식곤증이 몰려오기도 한다. 지나치게 많이 먹고 후회하지 않으려면, 내 몸이 힘들 정도로 배부르지는 않으면서 식욕은 채울 수 있는 양을 파악해야 한다.

2 **세상의 모든 음식을 다 먹을 수는 없다** 유튜브를 보면 다양한 음식을 엄청나게 먹는 이들이 많고, SNS에도 맛있는 음식 사진이 넘쳐난다. 맛있는 음식을 먹는 영상을 보면 나도 그 음식을 꼭 먹어봐야 할 것만 같다.

하지만 그 사람들은 그 사람들이고, 나는 나다. 세상에 맛있는 음식이야 셀 수 없을 만큼 많지만, 그중에서 내가 먹을 수 있는 음식은 어차피 제한되어 있다. 세상의 모든 맛있는 식당에 다가볼 수는 없다. 내 몫인 것과 내 몫이 아닌 것이 있다는 사실을 받아들이면 무분별한 식탐을 줄일 수 있다.

3 음식을 먹는 다양한 즐거움 중 나에게 가장 중요한 것은? 나는 좋아하는 사람과 함께 맛있는 음식을 먹는 분위기를 무척 즐긴다. 그래서 혼자서는 잘 안 먹지만 누군가와 함께라면 꼭 먹고 싶은 음식이 있다. 디저트와 술이 대표적이다. 혼자 먹는 디저트는 먹는 기쁨보다 혈당이 확 올라갔다 떨어지면서 몸이 나른해지는 단점이 더 크다. 하지만 친구와 예쁜 카페에서 도란도란 얘기하며 맛있는 디저트를 한 입씩 즐기는 기쁨은 그 무엇과도 바꿀 수 없다.

그리고 혼술은 그냥 그렇지만 함께 마시는 술은 다르다. 느슨한 기분으로 속에 있는 얘기를 나누며 즐거운 시간을 보낼 수 있다. 가끔씩 찾아오는 이런 소소한 행복을 위해 다음 날 몸무게가 어느 정도 늘어나도 기꺼이 받아들일 수 있다.

음식에는 영양분 섭취라는 한 가지 목적만 있는 게 아니다. 스트레스를 풀려고, 우울한 기분을 달래려고, 사람들과 친목을 도모하려고, 여행지에서 소중한 추억을 만들려고, 좋은 일을 축하하려고 등등. 사람들은 수많은 이유로 음식을 먹는다. 나만의 식생활에서 포기할 수 있는 부분과 포기할 수 없는 부분을 찾자.

케이크를 먹으면 살찐다고 해서 내 생일에도 케이크를 안 먹는 것은 너무 극단적이다. 케이크라는 음식을 먹는 빈도를 조절하면 된다. 그러려면 내가 언제 케이크를 먹으면 가장 행복하고 의미 있는지 파악해야 한다. 내게 케이크가 축하의 의미라면 누군가의 생일마다 기꺼이 케이크를 먹을 것이다. 반면에 내게 케이크가 스트레스 해소의 의미라면, 남의 생일에 먹는 케이크보다 스트레스를 받을 때 혼자 먹는 케이크가 더 중요할 수 있다. 먹고 싶은 만큼 많이 먹을수록 더 행복해지는 것은 아니다. 내가 먹어야 할 음식 안에서 최대의 행복을 누리는 방법을 찾는다면 '날씬함'과 '먹는 즐거움'의 두 마리 토끼를 모두 잡을 수 있다.

나와 음식과 기분 그리고 식욕

머리로는 알지만 참을 수가 없어요!

학생이 공부해야 하는 건 누구나 알지만, 공부를 하고 싶어서 하는 사람은 드물다. 해야 한다는 걸 알아도 하기 싫은 마음이 들어 실천하기가 어렵다.

기존 다이어트는 내가 어떤 음식을 먹고 싶은지는 고려하지 않고 무엇을 먹어야 하는지만 지정한다. 설탕, 탄수화물, 지방이 가득한 짜장면이 다이어트를 할 때 피해야 하는 음식인 줄 알지만, 못 참을 만큼 먹고 싶어지는 게 문제다. 도저히 참을 수 없어서 먹은 뒤 살 빼려는 마음이 간절하지 않다느니, 의지가 부족하다느니 하며 쏟아지는 비난도 결국 그 음식을 먹은 내 몫이다.

강렬한 식욕은 며칠 동안 물을 마시지 못했을 때 느끼는 갈증과 강도가 비슷하다고 한다. 그러니 의지를 다잡으라고 스스로를 다

그치지만 말고, 도저히 못 참을 정도로 짜장면이 먹고 싶어지는 상황을 만들지 않는 것이 중요하다.

식욕이 날뛰지 않게 하는 법

짜장면을 먹고 싶은 강렬한 식욕을 어떻게 조절할 수 있을까? 너무나 먹고 싶어 미칠 것만 같은 식욕은 누구라도 참기 힘들다. 아무리 참으려 애써도 '딱 한 입만 먹어볼까' 하는 생각이 들게 마련이고, 나도 모르게 어느새 한 그릇을 뚝딱 먹어 치울 수도 있다. 이렇게 미쳐 날뛰는 식욕에 정면으로 맞서면 반드시 실패한다.

식욕을 이해하고 조절하기 위해, 결국 짜장면을 먹는 결과로 이어지는 과정을 분석해 보자. 식욕을 느낀 뒤 짜장면을 먹기까지 과정은 4단계로 나뉜다.

1단계 | 짜장면의 맛을 상상하며 식욕을 느낀다(느낌)
2단계 | 짜장면을 먹을지 말지 생각한 뒤 먹기로 결정한다(생각)
3단계 | 짜장면을 입에 넣고 씹어서 삼킨다(행동)
4단계 | 짜장면의 맛에 만족감을 느끼며 배가 불러온다(결과)

위와 같이 단계를 나누기는 했지만 보통은 1단계에서 4단계까지 일사천리로 진행된다. 특히 맛있거나 자극적인 음식일수록 강한 만족감을 주고, 이것은 뇌에 강렬한 기억으로 저장된다. 음식과 식욕에 끌려다니지 않고 식욕을 조절하기 위해서 단계별로 무엇을 할 수 있는지 함께 살펴보자.

1단계 솔루션 | 식욕을 이해한다 우리에게는 '맛있는 음식'을 먹고 싶은 식욕이 있다. 이 욕구는 단순히 배부른 것만으로는 채워지지 않는다. 온종일 오이나 무만 씹어 먹어도 괜찮다면 누구나 살이 술술 빠질 것이다. 하지만 오이나 무만으로는 절대로 식욕을 충족시킬 수 없다.

공복감에 의한 식욕, 쾌락을 느끼고자 하는 식욕, 몸의 컨디션에 따른 식욕 등 식욕의 종류는 다양하다. 각 식욕의 특징과 식욕이 일어나는 원인을 알고 적절한 방법으로 충족해 제어할 수 있어야 한다.

2단계 솔루션 | 어떤 음식을 먹을지 올바르게 생각하고 판단한다 밥이든 빵이든 고기든 칼로리만 같다면 다 똑같을까? 우리 몸은 복잡하고 정교한 생명체이며 과학은 여전히 우리 몸에 관해 모르는 것이 많다. 1958년까지 우리 몸에 있는 호르몬 중 알려진 것은 약 20종류에 불과했다. 지금은 80종류 이상으로 추정하지만, 100종류가 넘을지 혹은 그 이상일지조차 알 수 없다는 것이 의학계의 의견이다. 호르몬의 종류도 다 모르는데 각 호르몬이 언제, 어떤 기능을, 어느 범위까지 하는지는 당연히 더욱 모른다.

우리 몸은 음식이라는 인풋이 주어지면 그 음식에 맞춰 정교한 아웃풋을 내보낸다. 음식의 종류에 따라 소화관에서 분비되는 소화효소, 각종 호르몬, 뇌에서 분비되는 신경전달물질이 다 다르다.

여전히 미지의 영역이 많지만, 어떤 음식이 우리 몸에 어떤 작용을 하는지 알수록 올바른 음식을 선택하는 데 도움이 된다는 것은 확실하다. 체지방을 줄이고 싶을 때, 근육을 키우고 싶을 때, 염증을 줄이고 싶을 때, 임신을 준비할 때, 노화를 예방하고 싶을 때 등 상황에 따라 필요한 음식은 다 다르다. 나에게 맞는 음식을 선택하기 위해 몸과 음식에 대한 지식을 많이 갖추면 갖출수록 좋다.

3단계 솔루션 | 무의식적으로 먹는 습관을 고친다 드디어 음식을 입에 넣고 씹어서 삼키는 행동의 단계까지 왔다. 우리는 살면서 몇십 년 동안 매일 음식을 먹어왔다. 당연히 음식을 먹는 행동에 익숙하다. 아무런 생각 없이도 익숙하게 젓가락으로 밥과 반찬을 집어 입에 넣고 씹어 삼킬 수 있다. 이렇게 아무 생각 없이 음식을 먹으면 뇌의 에너지를 아낄 수 있다. 하지만 무의식적으로 행동하는 만큼 내 행동을 제어할 수 없는 단점이 있고, 음식의 맛을 음미하는 데도 도움이 되지 않는다.

적당한 양을 먹고 나서 수저를 내려놓고, 음식의 맛을 100% 느끼며 더 맛있게 먹으려면 무의식적으로 먹는 습관을 고쳐야 한다.

4단계 솔루션 | 음식을 먹은 후 결과를 다각도로 살핀다 음식을 먹으면 그 결과로 '맛있다, 배부르다' 등의 만족감을 얻는다. 이렇게 기분이 좋아지는 즉각적인 결과 때문에 우리는 음식을 원한다. 그런데 어떤 음식은 식욕을 더 치솟게 해 폭식의 마중물이 되기도 한다. 느끼한 음식을 먹으면 상큼한 탄산음료가 당기고, 매운 음식을 먹으면 달콤하고 시원한 아이스크림이 생각난다.

어떤 특정한 음식을 먹고 나서 몇 시간 뒤에는 나른하고 힘이 빠지거나, 소화가 안 되기도 하고, 배가 아파 설사를 하기도 한다. 며칠 뒤 피부에 뾰루지가 올라오게 하는 음식도 있다. 이렇게 시간차를 두고 따라오는 결과의 원인이 음식이라는 것은 주의를 기울이지 않으면 알아채기 어렵다. 음식을 먹은 후 내 몸과 마음이 어떤 변화를 보이는지 면밀하게 살피고, 여러 결과의 장단점을 파악해 두어야 한다.

지금 먹은 음식이 내 몸에 영향을 주고 이것이 다시 식욕으로 연결된다. 식욕을 충족하는 음식은 포만감과 만족감을 주어, 다음 음식을 선택할 때 침착하고 주도적으로 행동하도록 도와준다. 건강한 음식을 먹을수록 건강한 음식을 선택하기가 쉬워진다. 이른바 선순환이 시작된다. 그러면 몸무게 감소는 자연히 따라온다.

음식에 대한 자기 객관화 기록,
식사일기

나의 의지력과 행동력을 제대로 파악하고 있나?

"유주야, 집에 왔으면 옷 갈아입고 세수부터 해."

"엄마, 나 지금 너무 피곤해. 씻을 힘이 없어. 잠깐만 소파에 누워 있
다가 할게."

"너 그러다가 또 잠든다. 자다가 일어나서 씻으려면 얼마나 귀찮니?
먼저 씻고 침대에 가서 편하게 자."

"아니야. 나 5분만 있다가 씻을게."

"너 지금 잠들면 5분 만에 절대 못 일어나. 씻고 자."

"(&)#@($*$#@(… Zzzz … ."

나는 종종 씻지도 못하고 불을 켠 채로 거실 소파에서 아침까
지 자곤 한다. 다음 날 일어나면 제대로 안 씻어 찝찝하고, 소파에

서 자느라 허리도 아프고, 불을 켜놓고 잔 탓에 피곤하기까지 하다. 조금 귀찮아도 집에 오자마자 화장실로 직행해 세수부터 해야 하는데, 잠깐 미룬다는 게 이 사달을 낸다. 나 역시 집에 오자마자 깨끗하게 씻고, 불을 끄고, 침대에서 편하게 자고 싶다. 하지만 내 몸은 그렇게 움직이질 않는다. 왜 그럴까? 내가 세수도 잘 안 하는 더러운 인간이어서? 집에 오자마자 씻는 습관이 안 들어서?

곰곰이 생각한 끝에 나는 두 가지 원인을 찾았다. 첫 번째는 내가 얼마나 자주 씻지 않고 잠드는지에 대한 자기 객관화가 안 되어 있다는 점이었다. 나는 '아주' '가끔씩' '너무너무' 피곤할 때만 안 씻고 잠든다고 생각했다. '아주 가끔이니, 굳이 고치지 않아도 괜찮지 않을까?' 하고 생각했지만 실제로는 가끔이 아니었다. 따져보니 바쁠 때는 일주일에 서너 번은 그랬다. 이 정도면 상습범이다.

두 번째는 내가 할 수 있는 것과 할 수 없는 것을 구분하지 못한다는 점이었다. 나는 일단 누우면 쉽게 잠들고 한번 잠들면 잘 깨지 않는다. 그런데도 소파에 누웠다가 5분 뒤 일어나 씻겠다는 원대한 계획을 세웠으니 할 말이 없었다.

왠지 이번에는 할 수 있을 것 같은데

다이어트를 할 때도 이와 비슷한 상황이 자주 펼쳐진다.

"나 이 아이스크림만 먹고 저녁엔 진짜 아무것도 안 먹을 거야."

"너 그거 먹고 안돼. 이따가 배고파서 다른 거 더 먹을걸. 차라리 지금 제대로 밥을 먹어."

"밥은 맛이 없어. 아이스크림 먹고 아무것도 안 먹으면 돼."

"저번에도 그러다가 밤늦게 먹었잖아."

"그때는 그때고. 이번엔 진짜 안 먹을 거야."

결과는 어떨까? 밤이 되면 배고파서 잠도 안 오고 냉장고 앞을 서성이다, 결국 배달음식을 시키거나 라면이라도 먹어야 끝난다. 더 늦은 시간에 더 많이 먹으니 그야말로 파국이다. 이런 상황을 반복하는데 살이 빠질 리가 없다.

이번에는 꼭 할 수 있을 것만 같아도 번번이 실패하는 계획이라면 '이번에는 다르겠지'라는 미약한 기대에 희망을 걸지 말자. 내가 현실적으로 지킬 수 있는 계획으로 수정해야 한다.

기억은 약하다! 자기 객관화를 위해서는 기록이 필수

자기 객관화를 하려면, 내가 고치고 싶은 일이 어떤 상황에서 어떻게 일어나는지 파악해야 한다. 나는 식사일기를 추천한다. 식사일기라고 해서 거창하지 않다. 음식을 먹은 시간과 어떤 음식을 얼마나 먹었는지, 음식을 먹기 전후에 어떤 느낌과 생각이 들었는지 간단히 기록하면 된다. 위와 같은 상황이라면 이 정도로 기록한다.

17:00 아이스크림이 먹고 싶다. 아이스크림을 먹고 저녁을 굶기로 결심. 아이스크림, 맛있지만 배는 부르지 않다. 뭔가 더 먹고 싶지만 참아야지.

20:00 배가 고프지만 내일 아침까지 참을 생각.

23:00 너무 배가 고파서 잠이 안 옴. 치킨 시킴. 치킨이 맛있어서 생각보다 많이 먹음.

이런 기록이 쌓이면 어떤 음식이 포만감을 오래도록 주는지, 어떤 음식이 결국 다른 음식을 먹게 만드는지 파악할 수 있다.

나는 밤새우며 공부하다 보면 컵라면을 먹고 싶을 때가 많았다. 간단하게 컵라면을 먹고 다시 공부에 집중하려 했지만, 막상 컵라면을 먹고 나면 너무 졸렸다. 컵라면은 공부를 돕는 음식이 아니었다. 컵라면을 먹고 싶은 마음을 합리화하기 위해 공부를 열심히 하겠다는 의지를 갖다 붙인 것이다. 밤 공부 간식으로 컵라면 대신 견과류를 먹어보았다. 컵라면처럼 자극적인 맛은 없지만 포만감이 오래 가고 더는 음식 생각이 나지 않았다. 게다가 졸리지 않아 공부에 집중할 수 있었다.

내 몸의 반응은 나만 알 수 있다. 남들은 내가 배가 고픈지, 배가 부른지, 어떤 음식을 맛있어하는지, 맛없어하는지 알지 못한다. 사람마다 좋아하는 음식도 모두 다르고, 같은 음식을 먹어도 느끼는 만족감의 정도도 모두 다르다. 오이는 살찌지 않는 음식이지만, 나처럼 오이 냄새조차 싫어하는 사람에게 오이 간식은 고문이다. 내가 만족스럽게 먹을 수 있는 음식은 내가 직접 찾아야 한다.

카카오톡에 사진으로 남겨도 효과적

식사일기를 쓰는 게 귀찮다면 카카오톡을 이용하자. 글보다 사진이 훨씬 직관적이고 무엇을 얼마나 먹었는지 알아보기도 편하다. 나와의 채팅창에 음식을 먹기 전과 먹고 남은 양을 사진으로 보내며, 가볍게 느낌과 생각도 기록한다. 맛있었는지, 얼마나 배부르게 먹었는지, 먹고 나서 만족스러웠는지, 후회되었는지, 충분히 먹은 느낌이 들었는지, 먹어도 먹은 것 같지 않았는지 등 지나고 나면 까먹을 느낌과 생각을 기록으로 남기면 된다.

아이스크림을 먹고 아침까지 굶는 것은 불가능하다는 데이터가 여러 번 쌓이면 받아들인다. 내가 할 수 있는 일과 할 수 없는 일을 구분해야 한다. 번번이 실패하는 일을 똑같이 시도하면 안 된다. 그것은 내가 할 수 없는 일이다. 아인슈타인의 유명한 명언도 있지 않은가.

"어제와 똑같이 살면서 다른 미래를 기대하는 것은 정신병 초기증세다."

4장

세상에
나쁜 식욕은 없다
: 사나워진 식욕을
길들이는
상황별 솔루션

식욕은 개와 같다

세상에 나쁜 식욕은 없다

TV 프로그램 〈개는 훌륭하다〉를 보면, 보호자가 강아지를 대하는 방식과 행동이 달라지면 속 썩이던 강아지도 대부분 곧장 달라진다. '저렇게 사나운 강아지를 어떻게 키우지?' 싶게 난폭했던 강아지도 훈련사의 지시에 따라 제대로 제지하면 온순해진다.

식욕도 이와 비슷하다. 식욕은 우리 몸에 에너지를 공급하기 위해 음식을 먹게 하고, 먹는 즐거움을 느끼게 해준다. 식욕이 무슨 나쁜 의도가 있어 나를 괴롭히겠는가. 세상에 나쁜 식욕은 없다. 식욕이 거칠게 날뛰며 내 속을 썩인다면 주인인 내가 그렇게 만든 것이다. 식욕은 길들이기에 따라 얼마든지 달라질 수 있다.

자극적인 음식이 넘쳐나고 스트레스가 심한 우리 사회는 식욕이 사납고 버릇없어지기에 딱 좋은 환경이다. 식욕을 잔뜩 사납게 만들어 놓고 무작정 식단과 운동을 시도하면 무조건 실패한다. 사나운 강아지에게 조용히 하라고 말로만 윽박지르는 것과 같다. 이렇게 해서는 식욕의 기세를 꺾을 수 없다. 식욕을 다시 정상적인 상태로 온순하게 길들이는 것이 먼저다.

어쩌면 그동안 남들보다 유난히 강하게 타고난 내 식욕을 탓하며, 식욕 탓에 다이어트가 더 어렵다고 생각했을지도 모른다. 하지만 그렇지 않다. 누구나 식욕을 온순하게 길들일 수 있다. 그러려면 식단 관리나 운동보다는 음식을 대하는 나의 생각과 행동이 먼저 달라져야 한다. 강아지를 잘 길들이면 강아지도 행복하고 보호자도 행복해질 수 있듯이, 식욕을 잘 길들이면 식욕도 충족하고 주인인 나도 날씬해져 행복을 찾을 수 있다.

나는 언제, 무슨 이유로 먹고 싶나?

식욕을 온순하게 길들이기 위해서는 식욕의 특징부터 잘 알아야 한다. 나는 언제 먹고 싶다고 느낄까? 상황과 원인에 따라 다음과 같이 분류할 수 있다.

■ 배가 고파서 먹고 싶다 흔히 이것을 '진짜 식욕'이라고 한다. 음식을 먹고 나서 일정 시간이 지나 배가 텅 빈 느낌을 받고 배에서 꼬르륵 소리가 나며 먹고 싶다고 느끼는 것을 말한다. 배고플 때 적절한 음식을 먹는 것은 우리 몸에 꼭 필요하다. 하지만

너무 배가 고프면 닥치는 대로 먹어 치워 문제가 될 수 있다.

■ **배가 불러도 먹고 싶다** 배가 고프지 않은데도 더 먹고 싶다고 느끼는 것을 말한다. 식사 후 배가 부른데도 디저트를 먹고 싶은 바로 그 느낌이다. 우리는 입안에 음식을 넣고 맛을 느낄 때 만족감을 느낀다. 이것은 쾌락과 관련이 있다. 이왕이면 더 맛있는 걸 먹고 싶다. 때로는 배가 터질 듯 불러도 맛의 탐닉을 멈추지 못해 후회하곤 한다.

■ **기분에 따라 먹고 싶다** 배가 고프지도 않고 딱히 맛있는 음식도 아닌데 괜히 무언가를 주워 먹고 싶을 때가 있다. 특히 스트레스를 받으면 눈에 보이는 아무거나 먹어 치우려고 한다. 우울하거나 심심할 때도 맛있는 게 먹고 싶다. 생일이나 입학, 졸업, 합격과 같이 축하할 만한 기쁜 일이 있을 때도 성대하게 음식을 먹고 싶은 욕구를 느낀다.

■ **컨디션에 따라 먹고 싶다** 잠을 충분히 자지 못한 다음 날의 식욕은 평소와 다르다. 피곤하거나 어지럽거나 집중력이 떨어지면 음식이 먹고 싶어질 수 있다. 당이 떨어지는 느낌과도 관련이 있다. 술을 마신 뒤 탄수화물이 많은 음식이 먹고 싶어지는 것도 이 때문이다. 여성이라면 생리할 무렵 단것이 강렬하게 당기기도 한다.

■ **살이 빠지면 먹고 싶다** 다이어트를 시작한 후 처음 며칠이나 몇 주는 비교적 수월하게 살을 뺄 수 있다. 하지만 그렇게 어느 정도 살이 빠지고 나면 정체기가 찾아온다. 온종일 음식 생각만

날 정도로 식욕이 높아지고 몸에 기운도 없어진다. 이렇게 살이 빠질 때 식욕이 높아지는 것은 우리 몸의 항상성과 관련이 있다. 항상성이란 몸의 상태를 늘 일정한 범위 내로 유지하려는 성질이다. 몸무게에도 항상성이 있다. 몸무게의 항상성을 뛰어넘을 방법을 찾지 못하면 요요현상 때문에 원래 몸무게로 다시 돌아온다.

내 식욕에 점수를 매겨보자

식욕은 배고픔, 입맛, 감정, 컨디션, 체중 변화와 관련이 있다. 우리는 각 항목에 점수를 줄 수 있다. 각 항목과 관련하여 전혀 먹고 싶지 않으면 0점, 너무 먹고 싶어서 미칠 것 같으면 10점이라고 점수를 매겨보자. 예를 들면 지금 나는 아이스크림이 먹고 싶다. 이때 단순히 '아이스크림이 먹고 싶은데, 어떡하지?'라고만 생각해서는 식욕을 올바르게 조절할 수 없다. 각각의 항목을 차근차근 따져본다.

1 **배고픔** | 지금 얼마나 배가 고픈가?(오늘 먹은 음식이 무엇인지, 부족하지는 않았는지, 가장 마지막에 먹은 것이 무엇이고 언제 먹었는지 참고할 수 있다.)
   → 배고픔 점수는 2점이다.

2 **입맛** | 아이스크림을 먹으면 맛있고 기분이 좋아질 것이다.
   → 입맛 점수는 6점이다.

3 감정 | 지금 이 글을 쓰는데, 오늘 써야 할 목표치를 못 채워 스트레스를 받는다.

→ 감정 점수는 7점이다.

4 컨디션 | 좀 피곤한데 아이스크림을 먹으면 나아질 것 같다.

→ 컨디션 점수는 4점이다.

5 체중 변화 | 최근 체중 변화는 없었다.

→ 체중 변화 점수는 0점이다.

결론 | 지금 나는 글 쓰는 것 때문에 스트레스를 받아서 맛있는 아이스크림으로 기분 전환을 하고 싶다.

이렇게 구체적으로 정리만 해도 '왜 또 돼지처럼 아이스크림을 먹고 싶어 하지? 이렇게 먹는 생각만 하니까 살이 찌지!'라는 식으로 식욕을 부정하거나 혐오하는 것을 막을 수 있다. 부정하면 할수록 식욕은 오히려 더 거세질 뿐이다. 그동안 그냥 "배고파!" 또는 "먹고 싶어!"라는 한마디로 뭉뚱그렸던 식욕을 좀 더 세밀하게 살펴보자. 식욕은 절대 그렇게 단순하지 않다. 다양한 감각과 감정이 복합적으로 작용하여 발생한다. 식욕이 왜 발생했는지 이해하려 하지 않고 무조건 억압하고 통제하려고 하면, 식욕은 어디로 튈지 모르는 천덕꾸러기가 되기 십상이다. 식욕을 섬세하게 관찰하고 잘 맞춰 주어야 온순한 내 편으로 만들 수 있다.

배가 고파서 닥치는 대로 먹고 싶다
그렐린: 배고픔을 위에서 뇌로 보고하는 호르몬

배고픔과 배부름은 배가 아니라 뇌에서 판단하는 감각

"아이고, 음식이 배 속에서 불고 있나 봐. 너무 배불러."

우리는 음식을 먹고 나서 배가 너무 부르면 이렇게 말하곤 한다. 특히 짜장면, 짬뽕, 칼국수와 같은 면류는 유독 더 그래서, 음식이 배 속에서 불어나 부피가 커진 것 같다고 짐작하기도 한다.

정말 그럴까? 꼭 면처럼 불기 쉬운 음식이 아니라 밥이나 고기도 먹은 직후보다 20분쯤 지났을 때 더 배가 부르다. 배고픔과 배부름은 배가 아닌 뇌에서 판단하는 감각이다. 뇌는 위장관을 비롯한 몸 전체에서 다양한 신호를 받는다. 일단 위에 음식이 들어가면 위벽이 늘어나며 미주 신경을 통해 뇌에 신호를 보낸다.

배부름을 알려주는 호르몬도 있다. 소장에서 분비되는 GLP-1

Glucagon-like Peptide-1과 PYY Petide YY가 대표적이다. 이들 호르몬은 음식이 들어오는 것을 감지하여 분비되며 뇌에 이러한 변화를 알린다.

배부름은 혈당과도 관련이 있다. 탄수화물을 소화하고 흡수할 때는 혈당이 상승한다. 뇌는 공급되는 혈류에 포도당이 많아진 것을 감지하면 배부르다는 신호를 내보낸다.

호르몬의 이름은 몰라도 괜찮다. 이런 메커니즘이 작용한다는 사실만 알아도 충분하다. 음식을 먹고 시간이 지나야 배가 부른 것은 배부름을 알리는 신경, 호르몬, 혈당의 작용에 시간이 걸리기 때문이라는 점만 알면 된다.

배부름이라는 감각은 단순히 음식의 부피에 비례하는 감각이 아니다. 음식의 종류와 성분에 따라 호르몬의 분비 정도에 영향을 미치기 때문에 같은 부피의 음식이라도 배부른 정도가 다를 수 있다. 또, 소화되는 속도에 따라 위장관을 통과하는 속도와 혈당의 변화 정도가 달라진다. 따라서 어떤 음식을 먹었을 때 지금 당장은 배가 불러도 금방 꺼질 수 있다.

우리의 의지력은 그렇게 강하지 않다

다이어트를 하려면 응당 배고픔을 참아야 할까? 배고픔을 참는 것은 사실 무척 어려운 일이다. 배가 고프기 전에는 까짓것, 굳센 의지만 있으면 이겨낼 수 있을 것 같다. 그러나 막상 진짜로 배가 고파지면 온갖 생각이 다 든다.

'내가 왜 다이어트를 하려고 하지? 꼭 살을 빼야만 할까? 살을 빼면 뭐가 좋을까? 이렇게 안 먹고 참는데 살이 안 빠지면 어떡하지? 내가 이걸 계속할 수 있을까? 그냥 지금 맛있는 걸 먹는 게 더 행복한 게 아닐까? 오늘은 너무 배가 고프니 일단 뭐라도 먹고, 내일부터 진짜 안 먹어야겠다.'

배가 고파지면 이렇게 음식을 먹을 이유와 명분을 자꾸만 찾는다. 바로 배고플 때 위에서 분비되는 그렐린ghrelin이라는 호르몬 때문이다. 그렐린은 위장관이 텅 비었을 때 분비되는 호르몬이다. 분비된 그렐린은 뇌의 시상하부에 전달되어 배고픔을 느끼게 하고 무언가 먹고 싶게 만든다.

호르몬의 영향을 무시하면 다이어트를 효과적으로 할 수 없다. 그렐린이 많이 분비될수록 우리 뇌는 몸이 굶주리는 기근 상태로 인식하기 때문에 기초대사량이 떨어지고 음식을 안 먹는 만큼 에너지를 아낀다. 배고플 정도로 음식을 덜 먹어봤자 몸에서 그만큼 에너지를 더 아끼기 때문에 정작 살은 잘 빠지지 않는다. 제대로 안 먹어 변비에 걸릴 확률만 아주 높아진다.

우리에게 필요한 것은 필요한 만큼만 영양분을 섭취하고 식사를 끝내는 기술이다. 배고프면 음식을 먹고 적당히 배부르면 그만 먹는, 이 간단해 보이지만 쉽지 않은 기술을 어떻게 습득할 수 있을까?

1 배고픔과 혼동되는 감각을 구별하자 몸에 수분이 부족하면 배고픈 것으로 착각할 수 있다. 이럴 때는 조금씩 꾸준히 물이나 차를 마시면 도움이 된다. 나는 출근 후 점심 전까지 차를 두 잔 마신다. 이렇게 충분히 수분을 보충하면 좀 더 차분하게 점심식사를 할 수 있다. 속이 쓰린 느낌도 배고픔과 구별하기 어렵다. 술을 마셨다거나 스트레스를 받았다거나 신경을 썼다거나 하는 이유로 속이 쓰리지 않도록 컨디션을 잘 관리하고, 위염 등의 문제가 있다면 건강을 위해서라도 꼭 고치도록 하자.

2 너무 빨리 배가 꺼지는 음식이 무엇인지 파악하자 음식을 충분히 먹었는데도 너무 빨리 배가 꺼진다면 내가 먹는 음식의 종류를 점검해야 한다. 어떤 음식이 적당한 선에서 충족감이 들며, 그 충족감이 안정적으로 얼마나 오래 유지되는지 파악해야 한다. 음식마다 배부른 상태가 유지되는 시간이 다르다. 탄수화물은 빨리 배부르고 빨리 배가 꺼지는 대표적인 성분이다. 단백질과 지방은 소장에서 PYY 분비를 촉진해 비교적 오랫동안 배부른 상태를 유지한다. 식이섬유도 오랫동안 포만감을 준다. 식사에 채소를 꼭 포함해야 하는 이유다. 채소를 챙겨 먹기 힘들다면 물과 만나 팽창하는 성질을 가진 알긴산이나 차전자피 같은 제품의 도움을 받아도 좋다. 식전이나 식간에 식이섬유를 먹으면 음식량 조절이 훨씬 쉬워진다. 너무 배가 고픈 상태에서 음식을 먹으면 더 맛있게 느껴져 허겁지겁 먹어 과식하기 쉽다. 배를

조금 채운 상태로 식사를 시작하면 그렐린 분비가 줄어들며 좀 더 차분하게 식사할 수 있다.

사람마다 음식의 소화와 대사 능력이 다르므로, 내가 어떤 음식을 선택할 때 다음 끼니까지 평화롭게 보낼 수 있는지 스스로 파악해야 한다.

3 가공식품은 조절 능력이 쌓이기 전까지 가급적 피하자 머리로는 그만 먹어야 한다는 것을 알면서도 유독 배가 부를 때까지 먹게 되는 음식이 있다. 바로 가공식품이다. 가공식품은 중독성이 있어 배가 불러도 계속 먹게 된다. 게다가 또 설탕이나 밀가루가 많이 들어간 음식은 배부름이 덜 느껴진다. 이런 음식은 다른 음식보다 양을 조절하기가 훨씬 어렵다. 처음부터 너무 어려운 문제를 풀려고 하면 흥미를 잃기 마련이다. 양을 조절할 수 있는 내공이 쌓일 때까지 이런 음식은 가급적 피하는 것이 좋다.

4 일정한 시간에 음식을 먹자 우리는 정해진 식사시간에 다다르면 좀 더 배고픔을 느낀다. 매일 12시에 점심식사를 했다면 우리 뇌는 그 시간을 기억하고 음식을 먹을 준비를 한다. 배고픔을 느끼는 데는 시간도 중요한 요소이므로, 일정한 시간에 음식을 먹어야 어떤 음식을 먹는 것이 다이어트에 수월한지 쉽게 비교할 수 있다.

배고픔으로부터 비롯되는 식욕은 나를 살찌우기 위한 것이 아니다. 필요한 영양분을 섭취해 에너지를 얻고 생존하는 데 꼭 필요한 본능이다. 이런 본능을 무시하는 다이어트는 건강한 방식으로 하기 어렵다. 다이어트 할 때 지나치게 배를 곯지 않도록 주의하자.

배는 부르지만 조금만 더 먹고 싶다

도파민: 맛있는 음식을 먹으면 기분이 좋아져요

왜 배가 불러도 수저를 놓지 못할까?

배가 불러 더 이상 먹기 힘든데도 입에서는 계속 더 먹고 싶을 때가 있다. 눈앞에 음식이 있으면 배가 고프지 않은데도 먹고 싶다는 욕구를 느끼기도 한다. 그냥, 심심해서, 왠지 등 구체적으로 콕 집어 설명할 수 없는 이유로 음식을 먹고 싶다고 느끼기도 한다.

왜 그렇게 시도 때도 없이 식욕을 느끼는지 이해하려면 도파민 dopamine을 알아야 한다. 도파민은 뇌에서 분비되는 신경전달물질로 쾌락, 보상, 만족감 등과 관련이 있다. 그런데 도파민의 작용은 좀 복잡하고 묘하다. 배고플 때 맛있는 음식을 보면 실제로 먹지 않고 보기만 해도 도파민이 분비된다. 도파민의 임무는 어떤 행동을 하도록 동기를 부여하고 추진력을 내는 것이다. 음식을 먹기 전에 지금 눈앞에 있는 음식에 집중하게 하기 위해 도파민이 분비된다. 실제로 그 행동을 한 뒤 기분이 좋은지 어떤지에는 엔도르핀endorphin, 세로토닌, 도파민 등이 복합적으로 관여한다.

이 호르몬의 분비는 좋아하는 것과 원하는 것 사이에 차이를 만든다. 도파민 분비를 자극하는 대표적인 것이 쇼핑이다. 백화점에서 그전까지는 아무 생각도 없었는데 멋진 물건을 보고 '이건 꼭 사야 해'라는 생각이 들었다면, 범인은 바로 도파민이다. 그 물건이 유용한지 아닌지는 아무 상관도 없다. 이렇듯 도파민은 사람을 혹하게 만든다. 왠지 꼭 먹어야 할 것 같고, 꼭 사야 할 것 같고, 꼭 해야 할 것 같은 느낌이 들게 한다.

스마트폰 속 다양한 앱도 도파민을 분비하도록 만들어졌다. 개발자들은 앱에 더 자주, 더 오래 접속하도록 어떤 상황에서 도파민이 분비되는지 연구하고 이를 적용해 앱을 만든다. 인스타그램에서 피드를 새로고침 할 때마다 다른 게시물이 뜨는 것, 접속할 때마다 내가 받은 '좋아요' 개수가 뜨는 것, 틱톡과 유튜브에서 손가락을 위아래로 움직여 스크롤하면 끊임없이 새로운 영상이 나오는 것 모두가 도파민 분비를 강렬하게 자극하는 요소다.

도파민은 죄가 없다! 먹을 것이 넘쳐나는 현실이 문제

도파민을 너무 나쁘게만 말한 것 같은데 도파민 자체는 아무런 잘못이 없다. 도파민은 뇌의 보상 시스템의 일부로, 뇌의 보상 시스템은 말 그대로 행동에 따른 보상을 받았다고 느끼게 하는 시스템이다. 살기 위해서는 반드시 음식을 먹어야 하기에, 음식을 먹으면 맛있고 기분 좋다고 느끼는 보상 시스템이 필요하다. 보상 시스템이 있으면 식욕을 느껴 실제로 음식을 먹을 때 쾌락을 느끼고, 다음번에도 먹는 것을 잊지 않을 수 있다.

1954년 미국의 신경과학자 제임스 올즈와 피터 밀너는 쥐에게 도파민 분비를 차단하는 실험을 했다. 도파민이 사라진 쥐들은 삶의 의지도 사라졌다. 이 쥐들은 배고파도 먹지 않았고 성행위도 하지도 않는 등 그 무엇도 하려고 하지 않았다. 갈증이 나도 물을 마시지 않아 결국 며칠 뒤 탈수로 죽었다.

이러한 보상 시스템은 수백만 년에 걸쳐 진화해 온 것으로, 공룡의 뇌에도 있는 원초적이고 본능적인 시스템이다. 원시 시대에는 눈에 보이는 대로 먹어 치워야 생존에 더 유리했을 것이다. 그래서 음식을 보면 도파민이 분비되어 식욕이 생기도록 진화했다. 탄수화물이나 지방이 가득한 음식을 먹으면 많은 에너지를 얻을 수 있으므로 이런 음식에 도파민이 더 많이 분비되도록 진화했다.

문제는 현대 사회에 먹을 것이 지나치게 넘쳐난다는 점이다. 어딜 가든 먹으라는 유혹이 손을 뻗기에 도파민이 시키는 대로 따르다간 필요 이상으로 많은 음식을 먹을 수밖에 없다. 따라서 의지력으로 식욕을 참으려 하기보다는 도파민 분비를 잠재우는 전략이 더 효과적이다.

시각적인 자극만 제거해도 도파민을 잠재울 수 있다

도파민을 분비하게 하는 특정한 자극이 있을 때 이를 제거하면 도움이 된다. 어떤 음식은 보기만 해도 식욕이 자극된다. 배달 앱이나 SNS의 맛집, 먹방 계정에는 맛있고 푸짐한 음식들이 가득하다. 그런 음식을 보기만 해도 점심으로 소박한 된장찌개와 나물반찬을 먹으려던 나의 선택은 흔들린다. 시각적인 자극만 제거해도 도파민 분비가 줄어들어 식욕을 온순하게 가라앉힐 수 있다. 괜히 이런저런 자극으로 도파민 분비를 유도해 식욕을 거세게 만든 뒤 의지력으로 참고 이겨내려는 것은 비효율적이다.

| 닥터 유주의 Q&A |

먹방으로 대리만족을 할 수 있지 않나요?

흔히 먹방을 보며 대리만족을 한다고 하는데, 식욕이라는 욕구는 음식을 먹어야만 해소된다. 그러니 실제로 먹지 않는 이상 식욕이 충족될 리 없다. 먹방을 보며 대리만족을 하는 사람 중 '어휴, 나는 절대로 저렇게 먹지 말아야지' 하고 생각하는 사람은 드물다. 오히려 '언젠가는 나도 저렇게 먹어야지' 하고 생각하는 경우가 대부분이다. 다이어트가 끝난 뒤 폭식하려고 벼르는 것이다.

먹방 콘텐츠의 대부분은 폭식 또는 과식이다. 이런 영상을 접하다 보면, 나도 저렇게 해도 괜찮을 거라는 생각이 무의식중에 싹틀 수 있다. 아니면 많이 먹는데도 살찌지 않는 사람을 부러워하며 괜한 박탈감이 들 수도 있다.

속이기 쉬운 우리 뇌, 사소한 대체행동을 만들어라

집에 과자를 한 박스 쌓아두고 꼭 먹고 싶을 때만 먹겠다고 다짐하는 것은 실패할 확률이 높다. 손 닿는 곳에 과자가 없으면, 먹고 싶어도 지금 당장 사러 다녀올 만큼 먹고 싶은지 좀 더 고민한다. 편의점에 다녀오는 귀찮음을 감수하더라도 먹고 싶다면 그렇게 해도 좋다. 다만, 먹은 뒤에는 내 행동을 후회하지 않는지 반드시 체크한다. 괜히 먹었다는 후회가 든다면 다음에는 다른 행동 전략을 마련해야 한다. 이미 익숙해진 행동 패턴을 그저 안 하려고 하는 것은 굉장히 어렵기 때문에 대체행동을 마련해 두면 도움이 된다.

식사 직후에 먹는 달콤한 과자가 건강에 얼마나 나쁜지 알면서도, 나는 점심식사 후 달고 조그만 과자 먹는 것을 좋아했다. 하지만 식욕 조절을 결심한 후에는 과자 대신 다크초콜릿을 먹기 시작했다. 그냥 과자를 안 먹기로 했을 때는 먹을지 말지 계속 갈등했다. 하지만 과자 대신 다크초콜릿 몇 조각을 먹었더니 허전하다는 느낌도 없고 과자를 먹고 싶다는 생각을 억지로 참지 않아도 되었다. 게다가 카카오 함량이 85% 이상인 다크초콜릿은 폴리페놀*이 많아 다이어트에도 유리해 일석이조다.

---

* 폴리페놀은 식물에서 발견되는 화학물질의 일종으로 노화방지, 항산화물질로 잘 알려져 있다. 소화, 운동 등의 대사 과정에서 발생하는 유해산소(활성산소)를 중화하고 손상된 세포와 점막을 복원한다. 항염증, 항알레르기, 혈당 조절, 혈관 건강 유지에 효과적이다.

다크초콜릿은 아무거나 먹어도 되나요?

다크초콜릿은 카카오 함량이 85% 이상인 초콜릿을 뜻한다. 마트에서 파는 것 중에는 상품 이름만 다크초코릿일 뿐, 설탕 함량이 40%를 넘어가는 가짜도 많다. 카카오 함량이 70%인 초콜릿 역시 생각보다 설탕 섭취가 많아질 수 있어 주의를 요한다. 카카오 함량이 85% 이상인 다크초콜릿을 먹으면 입안이 깔끔해지며 식욕이 진정되는 효과가 있다.

단, 양껏 먹지 말고 입가심 정도로 가볍게 활용하자.

대체행동에는 먹는 것만 있지 않다. 우리 뇌는 항상 몸과 외부 환경으로부터 여러 신호를 받아 통합하고 해석한다. 지금 이 순간에 맞는 적절한 결정을 하기 위해서다. 지금 우리 뇌가 무언가 먹고 싶다는 식욕을 느낀다면 거기에는 그럴 만한 이유가 있다. 이때 뇌의 판단을 바꾸려면 사소한 다른 자극을 주는 것이 효과적이다. 양치질, 샤워, 가벼운 산책, 친구와 전화 등이 의외로 효과가 좋다. 시작하기 어렵지도 않고, 하다 보면 나도 모르게 집중하게 되는 행동이라면 무엇이라도 좋다.

다만, 거창한 행동이 아니어야 한다. 먹는 것을 참기도 힘든데, 대신 해야 할 일이 하기 어렵다면 오히려 음식에 대한 유혹만 더 커질 뿐이다. 어차피 해야 해서 후딱 해치우면 좋은 양치질이나 설거지처럼 소소하고 하기 쉬운 행동이 좋다.

나만의 대체행동 리스트

1. **양치질** 입안이 상쾌해지는 아주 간편하고 좋은 방법이다. 깨끗한 입술에 립밤이나 립스틱까지 바르고 나면 당분간은 먹을 생각이 들지 않는다.

2. **설거지** 설거지하는 동안 점점 배가 불러올 뿐만 아니라, 깨끗해진 싱크대를 보면서 식사가 완전히 종료되었다는 느낌도 받을 수 있다.

3. **스트레칭** 온몸의 관절을 늘려보자. 스트레칭을 하면 관절에서 뇌로 보내는 신호 덕분에 몸뿐만 아니라 정신까지 상쾌해진다.

4. **가벼운 산책** 일단 몸을 움직이면 가만히 있을 때와는 다른 신호가 뇌로 전달된다. 근육이 움직이면 소화를 위해 소화기관에 몰려 있는 혈액도 재분배된다. 혹시 산책하다가 간식이 눈에 띄면 사고 싶어질지도 모르니 아예 지갑이나 카드는 집에 두고 나간다.

5. **샤워** 개운하게 샤워하면 다시 태어나는 듯한 느낌이 든다. 특히 찬물로 마무리하면 노르에피네프린이라는 호르몬이 분비되어 파이팅이 샘솟는 효과도 누릴 수 있다. 하지만 너무 배부른 상태에서 샤워하면 소화가 잘 안될 수도 있으니 주의가 필요하다.

6. **친구와 전화** 문자나 카톡이 아니라 반드시 전화여야 한다. 단 3분이라도 친구의 목소리를 듣다 보면 어느새 이야기에 집중하기 마련이다. 전화를 끊고 나면 어느새 식욕이 진정되어 있다.

7. **손톱 깎기** 나의 경우 시술을 하는 직무상 손톱을 단정히 하기 위해 수시로 손톱을 깎는다. 또각또각 잘려나가는 손톱을 보면 은근히 기분이 좋다.

8. **연필 깎기** 나는 칼로 연필 깎기를 좋아하는데, 최대한 단정한 원뿔 모양으로 깎기 위해 집중한다. 사각사각 소리를 들으며 나무 부분이 깎여 나오는 것을 보면 마음이 편안해지고 식욕도 잠잠해진다.

스트레스받아! 일단 뭘 좀 먹어야겠다!
교감 신경계: 과부하를 강요당하다

우리 뇌는 아직 현대 사회에 적응하지 못했다

우리 삶은 크고 작은 스트레스로 가득 차 있다. 오늘 한 화장과 머리 스타일이 마음에 안 드는 사소한 것부터 대입 시험이나 입사 면접처럼 큰일까지 모두가 스트레스다. 직장에서 함께 일해야 하는 싫은 사람, 업무 마감은 다가오는데 발견한 실수, 나에 대한 헛소문, 내 맘대로 안 풀리는 연애 문제, 쪼들리는 금전 문제, 신경을 거스르는 층간 소음 등…. 우리가 받는 스트레스는 주로 정신적이고, 사회적인 관계에서 비롯된다. 스트레스를 받으면 심장이 두근거리고 초조해지며 소화가 잘되지 않고 잠도 푹 자기 어렵다. 침착해야 할 상황에서 더 긴장해 일을 그르치기도 한다.

왜 그럴까? 그 이유는 뇌의 스트레스 대응 시스템이 현대 사회에 적응하지 못했기 때문이다. 스트레스 대응 시스템은 모든 척추

동물이 공통적으로 지니는 원초적이고 본능적인 시스템이다. 야생의 자연에서 받는 스트레스와 현대 사회에서 받는 스트레스는 아예 성질이 다른데도 같은 시스템이 작동한다.

야생의 자연환경에서 받는 가장 큰 스트레스는 천적의 공격이다. 갑자기 눈앞에 멧돼지가 나타나면 미친 듯이 싸우거나 도망가야 한다. 이를 투쟁-도피 반응fight-or-flight response이라고 한다. 뇌는 정신을 똑바로 차려야 하고 근육은 폭발적인 힘을 내야 한다. 스트레스 대응 시스템은 이런 상황에 최적화되어 있어 교감 신경계가 활성화되고, 스트레스와 같은 자극에 맞서 몸이 최대의 에너지를 만들어내는 과정에서 코르티솔cortisol 호르몬이 분비된다. 코르티솔이 분비되면 순간적으로 뇌와 근육에 에너지가 몰려 심장이 더 세게 뛰고 호흡이 빨라지며 혈액과 산소를 더 빠르게 공급한다. 소화기관과 생식기관 등이 쓰던 포도당을 뇌와 근육으로 끌어와 쓰게 한다. 까딱하면 죽을지도 모르는 마당이니 소화, 생식, 면역 등 급하지 않은 기능에 에너지를 공급하는 것은 잠시 미룬다.

멧돼지와의 승부는 길어봤자 5분이면 끝나고, 다시 평화가 찾아온다. 뇌의 스트레스 대응 시스템은 이렇듯 생사를 결정짓는 5분의 비상상황에 대처하기 위한 것이다. 하지만 지금 우리가 받는 스트레스는 5분 만에 끝나지도 않고, 근육을 써서 해결할 수 없는 정신적 스트레스이며 며칠, 몇 달, 몇 년 동안 지속되기도 한다.

스트레스 사회에서 점점 지쳐가는 교감 신경계

우리 몸에서는 교감 신경계와 부교감 신경계가 조화를 이룬다. 교감 신경계는 앞서 설명한 스트레스 대응 시스템의 부하라고 생각하면 된다. 교감 신경계는 뇌와 우리 몸의 장기를 연결한다. 스트레스 상황이 감지되면 뇌는 교감 신경계를 활성화한다. 이에 각종 장기들이 반응해 심장 박동과 호흡이 빨라지고 소화기관, 생식기관, 면역기관은 뇌와 근육에 에너지를 양보한다. 이것이 바로 스트레스를 받으면 소화가 안 되고 성욕이 감퇴하며 면역력이 떨어지는 이유다.

스트레스가 없는 평소에 우리 몸은 부교감 신경계의 지배를 따른다. 부교감 신경계는 몸을 편안하고 안정적인 상태로 유지하기에 심장박동과 호흡이 깊고 느리며 안정적이다. 소화가 잘되고 근육도 편안하게 이완된 상태다. 우리 몸은 될 수 있으면 항상 부교감 신경계가 지배하는 상태에 머물러야 한다. 교감 신경계는 아주 잠깐씩만 활성화되어야 균형이 맞다. 비율로 따지면 부교감 신경계 95%, 교감 신경계 5% 정도가 알맞다.

그러나 요즘처럼 스트레스가 많은 사회에서는 교감 신경계가 자주 활성화된다. 비상상황에서 굵고 짧게 써야 하는 교감 신경계가 너무 오래, 자주 활성화되면 점점 지쳐 기능이 떨어지면서 결국 제대로 작동하지 않게 된다.

식욕을 날뛰게 하는 일등공신, 스트레스

스트레스를 받으면 뇌와 근육에서 에너지를 달라고 아우성을 친다. 교감 신경계의 기능을 잘 유지하면 소화기관, 생식기관 등에서 잠시 에너지를 빌려 뇌와 근육에 공급해 줄 수 있다. 하지만 만성적인 스트레스로 교감 신경계가 지쳐버리면 이마저도 원활하지 않게 된다. 소화기관과 생식기관도 어쩌다 가끔이면 몰라도, 계속되는 에너지 양보는 용납하지 않는다. 이렇게 되면 뇌에 에너지가 필요한 문제를 몸에서 자체적으로 해결할 수 없게 된다.

그러면 뇌는 이 사태를 해결하기 위해 다른 대책을 마련해야 한다. 그 대책이란 스트레스를 받을 때 음식을 먹어서 외부로부터 에너지를 공급받는 것이다. 스트레스를 받아 기분이 불쾌할 때 먹을 것이 당기는 데는 이런 피치 못할 이유가 있다.

아무리 뇌에 에너지가 필요해서 음식을 먹었다고 해도 그 에너지가 모두 뇌로만 가지는 않는다. 몸에도 에너지가 할당되지만, 근육은 에너지를 받아봤자 맞서 싸울 멧돼지가 없다. 현대 사회의 스트레스 중에 몸을 써서 해결되는 것은 거의 없다. 다 쓰지 못하고 남은 에너지는 체지방으로 저장된다. 스트레스를 받으면 점점 살찔 수밖에 없는 이유다.

스트레스를 받아서 먹으니까 살이 찌고, 살찐 모습을 보면서 더 스트레스를 받는다. 이 사태를 어떻게 해결해야 할까? 스트레스를 받을 때 무언가를 먹고 싶어 하는 나를 탓하고 타박하면 안 된다.

내가 나약하고 의지가 부족해서가 아니라 내 뇌와 몸이 그럴 수밖에 없는 과학적인 이유가 있기 때문이다. 따라서 이 문제를 극복하려면 과학적으로 접근해야 한다.

근본적으로 스트레스를 줄이려고 노력해야 한다. 너무나도 당연한 소리 같지만 어쩔 수 없다. 스트레스가 넘쳐나는 상황에서 무방비하게 스트레스를 받아들이면 정신적으로, 육체적으로 모두 위험해진다. 스트레스가 만병의 근원이라는 말이 허무맹랑한 소리가 아니다. 다이어트 문제가 아니라 심신의 건강을 위해 스트레스로부터 나를 지키는 방법을 반드시 찾아내야 한다.

스트레스 조절법 1 | 깊고 느린 심호흡은 부작용 없는 항불안제

스트레스는 '스트레스받지 말아야지' 하고 마음먹는다고 해서 해결되는 문제가 아니다. 뇌에는 스트레스를 감지하고 이에 반응하는 '편도체'라는 영역이 있다. 편도체의 활성도가 높으면 더 쉽게 스트레스를 받는다. 하지만 이렇게 스트레스에 취약한 뇌를 가졌다고 해서 희망이 없지는 않다.

뇌는 얼마든지 바뀔 수 있는 신경 가소성neural plasticity을 갖고 있기 때문이다. 신경 가소성은 신경세포가 성장하는 과정에서 서로 간에 연결을 바꾸며 신경회로가 새로 생겨나는 뇌의 능력을 말한다. 성인이 되어도 뇌는 얼마든지 달라질 수 있다. 편도체가 나대지 않도록 뇌를 바꾸는 훈련을 하면 쉽게 스트레스받지 않는 강철 멘탈을 가질 수 있다. 이렇게 멘탈이 단단해지면 교감 신경계의 활성화도 줄어든다. 강철 멘탈을 만드는 방법은 간단하다. 호흡과 명상이다. 그런 뻔한 걸로 뭐가 달라지느냐고? 달라진다, 그것도 아주 많이.

호흡은 신기한 구석이 있다. 우리 몸에서 이루어지는 순환, 소화, 호흡, 배설, 생식 등의 대사 작용은 우리의 의식과 무관하게 이루어진다. 심장을 더 세게 뛰게 하거나, 소장에 있는 음식물을 대장으로 밀어내는 것 등은 내 의지로 할 수 없다.

하지만 호흡은 자발적으로 어느 정도 통제할 수 있다. 지금 당장 숨을 모두 내뱉고 깊게 들이마셔 보자. 이렇게 숨 쉬는 방법만 바꿔도 미주신경을 통해 뇌에 전달되는 신호가 달라진다. 뇌는 신경과 호르몬을 통해 몸에서 일어나는 일을 보고받는다. 몸에서 전달되는 신호가 달라지면 뇌의 신경회로도 다르게 작동한다.

마음이 진정되는 깊고 느린 호흡법

60초만 눈을 감고 깊고 느리게 호흡해 보자. 먼저 남아 있는 숨을 모두 내뱉는다. 15초에 걸쳐 천천히 숨을 들이쉬고 내뱉는다. 5초 동안 숨을 들이쉬고 5초 동안 멈추었다가 5초 동안 내뱉는다. 이런 방식으로 호흡을 4번 반복한다. 변화가 잘 느껴지지 않는다면 10번까지 반복해도 좋다.

깊고 느리게 호흡하면 마음이 진정되는 것은 기분 탓이 아니다.

이 호흡을 통해 자율 신경계의 균형이 달라진다. 교감 신경계는 호흡이 빠르고 얕아지게 하는데, 내 의지로 깊고 느리게 호흡해서 교감 신경계의 스위치를 끌 수 있다. 우리의 감정은 몸의 신호에 많은 영향을 받는다. 불안감을 줄이기 위해 처방하는 약 중 베타 블로커 계열의 약이 있다. 이 약을 먹으면 심장박동이 느려지면서 불안감이 줄어든다. 우리 뇌는 심장이 빨리 뛰면 아무런 이유 없이 불안감을 느끼고, 심장이 천천히 뛰면 별다른 이유가 없어도 느긋함을 느끼기 때문이다.

나는 스트레스로 초조하고 불안할 때면 '약을 먹어서라도 이런 느낌에서 벗어나고 싶다!' 하고 생각할 때가 많았다. 지금은 약을 먹는 셈 치고 눈을 감은 뒤 1~2분간 심호흡을 한다. 호흡이 느려지면 심장박동도 안정을 찾는다. 심호흡을 한 뒤 눈을 뜨면 어지럽게 피어오르던 불안, 걱정, 화는 어느덧 저 멀리 떠내려가고, 신기하게도 조금 전과는 다른 내가 되어 있다. 깊고 느린 심호흡은 언제 어디서나 공짜로 복용할 수 있는 나만의 항불안제다.

스트레스 조절법 2 | 1분으로 시작하는 명상

명상이라고 하면 뭔가 종교적이고 심오한 것 같아 거부감이 들수도 있다. 명상의 기본은 나를 있는 그대로 관찰하는 것이다. 지금 상태 그대로 눈을 감고 스스로를 관찰한다. '명상? 이게 뭐지? 이렇게 하는 게 맞는 건가? 이게 무슨 소용이 있지?' 하는 생각이 들어도 괜찮다. 내 머릿속에서 떠오르는 생각을 관찰하고 그대로 흘려보낸다. 처음에는 어색하고 집중하기 어려울 것이다. 나도 그랬다. 무엇을 어떻게 관찰해야 할지 막막하다면 호흡을 함께 하면 된다. 숨을 들이쉬고 내쉴 때 몸의 어느 부분이 움직이는지 느껴보자. 처음부터 오래 하려고 애쓸 필요는 없다. 1분으로 가볍게 시작하면 된다. 1분간 해보고 나쁘지 않다면 조금씩 시간을 늘려보자.

추천하는 명상 앱과 명상 강의

헤드스페이스 넷플릭스와 유튜브에서 볼 수 있는 '헤드스페이스'를 추천한다. 동글동글하고 귀여운 애니메이션만 봐도 마음이 흡족해지며 목소리도 듣기 좋다. 멍하니 영상을 바라보기만 하면 된다. 헤드스페이스는 2012년 론칭한 최초의 명상 앱으로, 대부분 10분 이내의 짧은 영상이고, 쉽게 마음을 열도록 스토리텔링을 통해 명상을 이끌어간다. 헤드스페이스를 열흘만 사용해도 부정적인 감정이 28%나 감소한다는 연구 결과도 있다.

김주환의 내면 소통 유튜브 채널 '김주환의 내면 소통'도 추천한다. 나는 마음이 어지러울 때마다 《내면 소통》의 저자이며 커뮤니케이션학 박사인 김주환 교수님의 명상 강의를 들었더니, 이제는 교수님의 목소리만 들어도 마음이 편안해진다. 한 연구 결과에 따르면 4주간 명상을 한 사람들의 뇌에서 편도체 반응이 확연히 줄었다고 한다. 명상을 통해 뇌를 바꿀 수 있다니 정말 멋지지 않은가?

생리 때가 다가오니 식욕이 폭발한다
세로토닌 & 에스트로겐: 호르몬의 장난질

이성이고 통찰력이고 다 소용없는 월경 전 증후군

다이어트는 산 넘어 산이다. 열심히 다이어트 해서 1~2kg쯤 뺐는데 생리가 다가온다. 두둥! 만사가 짜증스럽고 예민 보스가 되며 불쾌감이 하늘을 찌른다. 당이 당긴다. 달콤한 것을 먹지 않고는 버틸 재간이 없다. 홀린 듯 편의점에 가서 초콜릿과 과자, 아이스크림, 젤리를 쓸어 담는다. 정신을 차리고 보면 빈 껍질만 남아 있다. 언제 다 먹었지? 누가 다 먹었지? 누구긴, 내가 다 먹었다. 다음 날 일어나면 얼굴은 한껏 부어 있고, 잔뜩 먹었는데 변비 때문에 똥도 안 나온다. 겨우 줄었던 몸무게는 어이없게도 다이어트 전으로 돌아가 있다.

매달 생리를 하면서 다이어트가 가능하긴 한 것일까? 생리 전에 폭발하는 식욕은 도저히 막아낼 방법이 없다. 이것은 자연의

부름이다. 인간은 한낱 호르몬의 노예일 뿐임을 절실히 느낀다. 호르몬에 따라 성격도 식욕도 다 달라진다. 즉각적 이득이니, 미래의 손해니 따질 이성과 통찰력은 아무런 힘도 발휘하지 못한다. 매달 찾아오는 생리의 고비를 넘지 못하고 다이어트를 포기하는 여성들이 허다하다. 생리는 왜 이렇게 나를 괴롭힐까? 앞으로도 매달 꼬박꼬박 몇십 년이나 더 해야 한다니, 맙소사! 뭔가 대책이 필요하다.

세로토닌 부족이 가져오는 생리 전 폭식

'월경 전 증후군Premenstrual Syndrome, PMS'에는 여성 호르몬인 에스트로겐과 프로게스테론, 신경전달물질인 세로토닌, 비타민 등이 복합적으로 작용한다. 생리 전에는 에스트로겐과 프로게스테론의 농도가 평소와 달라지며, 이에 따라 세로토닌이 부족해진다. 호르몬이 변하며 우울한 기분, 식욕 증가, 복부 팽만, 심한 피곤, 가슴 통증, 여드름, 부종 등과 같은 증상이 나타난다.

에스트로겐, 프로게스테론, 세로토닌 중 식욕 증가와 특히 관련이 깊은 것은 흔히 행복 호르몬으로 알려진 세로토닌이다. 세로토닌은 포만감을 느끼고 충동을 조절하는 기능을 한다. 이 기능이 부족하면 앞서 말한 신경성 폭식증bulimia nervosa이 생길 수 있다. 신경성 폭식증은 폭식하고 나서 이를 되돌리기 위해 구토를 반복하는 정신 질환이다. 신경성 폭식증의 치료약으로는 우울증 약인

SSRI를 쓴다. 신경성 폭식증과 우울증 모두 세로토닌과 관련이 있기 때문이다. SSRI는 뇌 속의 세로토닌 농도를 높여주는 역할을 한다. 세로토닌이 부족하면 우울증이 생기는 사람도 있고 신경성 폭식증이 생기는 사람도 있고 둘 다 생기는 사람도 있다. 그러니 두 경우 모두 세로토닌을 높이는 약이 도움이 될 수 있다.

생리 전에 식욕이 강해지는 증상도 세로토닌 부족과 관련이 있다. 그래서 이에 대한 치료로 SSRI를 사용할 수 있다. 그렇지만 아무나 다 약을 먹으라는 뜻은 아니다. 월경 전 증후군이 어떤 느낌인지는 여자라면 다 알 것이다. 여성의 90%가 월경 전 증후군의 증상을 겪는데, 의학적으로 월경 전 증후군 진단 기준을 만족하는 사람은 20~30% 정도다. 월경 전 증후군 중에서 일상생활에 지장이 생길 정도로 증상이 심각한 것을 '월경 전 불쾌장애Premenstrual Dysphoric Disorder, PMDD'라고 한다. 이는 의학적 치료가 꼭 필요한 상태로, 월경 전 불쾌장애로 진단될 정도로 증상이 심각한 경우는 전체 여성 중 약 5%다.

으레 겪는 일이다 보니, 생리 전 식욕이 높아지는 증상이 심해도 의학적 치료까지 받아야 하는지 모를 수도 있다. 생리 전 폭식 증상이 너무 심각하다면, 세로토닌의 농도에 그만큼 문제가 생겼을 수도 있으므로 신경정신의학과 전문의의 진단과 치료가 필요하다. 치료를 위해 SSRI를 처방받더라도 '식욕 때문에 우울증 약까지 먹어야 하나'라고 생각하지 않기 바란다. SSRI는 우울증, 신경성 폭식증, 월경 전 불쾌장애에 고루 쓰이는 약이다.

병원에 가지 않고 세로토닌 늘리는 법

월경 전 불쾌장애로 진단받을 정도는 아니지만, 생리 전 높아지는 식욕 때문에 다이어트가 안 돼서 미쳐버릴 것 같다면 어떻게 해야 할까? SSRI를 복용하지 않아도 다음의 방법으로 세로토닌 합성을 늘릴 수 있다. 이는 과학적으로 검증된 방법이다.

■ **매일 햇볕을 쬔다** 밝은 빛 아래에서 가볍게 산책만 해도 비타민 D와 세로토닌이 합성된다. 점심시간에 15분만 밖으로 나가 산책하는 습관을 들이자. 겨울에 괜히 더 우울하고 무기력하고 몸무게까지 늘었다면, 겨울철 일조량이 줄어들며 신체 균형이 깨진 것이 원인일 수 있다. 겨울에는 햇볕을 충분히 쬘 수 있도록 특히 더 신경 써야 한다.

■ **비타민D를 섭취한다** 비타민D의 충분한 섭취도 도움이 된다. 우리나라 국민의 93%가 비타민D 부족이라고 한다. 등푸른생선, 달걀노른자, 버섯 등 비타민D가 많은 음식의 섭취량을 늘려보자. 음식을 챙기기 어렵다면 영양제로 간편하게 챙겨도 좋다.

■ **운동을 한다** 세로토닌 분비를 촉진하는 가장 직접적이고 효과적인 방법이다. 칼로리를 태우기 위해 흠뻑 땀을 흘리는 격렬한 운동이 아니어도 괜찮다. 아주 가벼운 유산소 운동이나 스트레칭만으로도 세로토닌의 분비를 촉진할 수 있다.

병원에 가지 않고 에스트로겐 줄이는 법

생리 주기에 따라 에스트로겐과 프로게스테론의 농도가 달라지는데, 이때 에스트로겐이 프로게스테론에 비해 지나치게 많은 '에스트로겐 우세증estrogen dominance' 상태일 때는 월경 전 증후군 증상이 더 심해진다. 따라서 에스트로겐이 너무 우세해지지 않게 하면 월경 전 증후군 완화에 도움이 된다. 에스트로겐 우세증은 극심한 생리통, 불규칙한 생리 등을 유발하며 심각하면 자궁내막증 등의 질환을 일으키기도 한다.

에스트로겐 우세증은 왜 생길까? 에스트로겐은 외부 요인의 영향을 많이 받는다. 요즘 아이들의 2차 성징이 빨라진 데는 음식을 비롯해 달라진 외부 환경의 영향이 가장 크다. 국내 보건 통계 지

생리 주기에 따른 호르몬 분비 변화

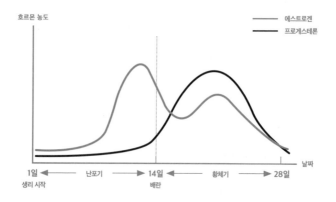

표에 따르면, 1920년대생 여성은 만 16.5세에 초경을 경험했다. 반면에 1980년대생 여성은 13.1세, 1990년대생 여성은 12.6세로 빨라졌으며 이 경향은 최근에도 이어지고 있다. 이는 어릴 때부터 에스트로겐 분비에 영향을 주는 요인에 많이 노출되었다는 뜻이다.

특히 조심해야 할 것들을 알아보자. 이런 요소를 한 달 동안만 조심해도 곧바로 다음 달 월경 전 증후군 정도가 달라진다.

- **플라스틱 제품, 일회용품 사용 줄이기** 우리 주변에는 우리가 모르는 화학물질이 넘쳐난다. 특히 폴리염화비페닐PCB, 비스페놀A BPA, 프탈레이트phthalate 등의 화학물질은 제노에스트로겐xenoestrogen으로 작용한다. 제노에스트로겐은 에스트로겐과 화학구조가 유사해 신체에서 에스트로겐과 흡사한 역할을 하며, 정상적인 호르몬 분비를 교란하는 물질을 말한다. 극소량만으로도 우리 몸에 지대한 영향을 미칠 위험이 있으니 플라스틱 제품, 일회용품 대신 유리나 도자기류를 사용하면 좋다.
- **가공식품 섭취 줄이기** 가공식품에는 정체를 알 수 없는 다양한 식품첨가물이 들어간다. 일부 식품첨가물, 방부제, 항균제, 색소 등에 제노에스트로겐이 포함될 수 있으므로 주의가 필요하다. 가공식품의 플라스틱 용기나 뚜껑, 비닐랩 등에도 다량의 BPA가 들어 있다.
- **화장품 성분표 살펴보기** 제노에스트로겐으로 작용하는 프탈레이트, 파라벤은 화장품에도 많이 섞여 있다. 파라벤은 세균, 곰

팡이 등의 생장을 억제하기 위해 화장품에 흔히 사용하는 화학물질이다. 또한, 향료와 색소 등도 제노에스트로겐이 든 화학물질을 함유할 수 있다. 화장품을 선택할 때는 제품의 성분표를 꼼꼼히 살펴보는 것이 중요하다.

■ **육류나 유제품 섭취에 유의하기** 축산업계에서는 맛있는 고기를 값싸게 얻기 위해 가축들에게 유전자 변형 옥수수, 대두로 만든 사료를 잔뜩 먹이고 항생제와 에스트로겐 주사를 놓는다. 이렇게 사육한 동물로부터 얻은 육류와 유제품에서는 20여 가지 이상의 호르몬, 화학물질, 항생제가 검출된다. 육류나 유제품 자체가 나쁘다는 것이 아니다. 다만, 사육 환경에 따라 우리가 상상도 못 하는 성분들이 함유될 수 있다는 말이다. 육류나 유제품 섭취를 줄이고, 좀 더 품질 좋은 육류나 유제품을 고르도록 신경 써야 한다. 가급적 방목해서 목초를 먹이며 키운 소에서 얻은 육류와 유제품을 선택하는 것이 바람직하다.

■ **식이섬유 섭취하기** 식이섬유는 장에서 에스트로겐과 결합하여 에스트로겐을 몸 밖으로 배출하는 역할을 한다. 이것저것 따지기 어렵다면 과일과 채소라도 충분히 먹어서 에스트로겐을 최대한 몸 밖으로 배출하자!

당 떨어지는 느낌, 뭐라도 먹어야지
인슐린: 과다 분비되면 살이 잘 찌는 몸이 된다!

당을 섭취하면 분비되는 호르몬, 인슐린

혹시 당이 떨어지면 머리가 안 돌아가고 집중이 안 되는가? 당이 떨어지는 느낌이 들 때마다 단 음식으로 당을 보충한다면 비만으로 가는 지름길로 들어섰다고 볼 수 있다.

음식을 섭취하면 음식에 든 탄수화물이 장에서 포도당 형태로 분해되어 혈액으로 흡수된다. 혈액 내의 포도당을 혈당이라고 한다. 혈액 내의 포도당이 에너지를 필요로 하는 세포로 유입되면, 세포는 에너지를 얻고 혈당은 낮아지며 적절한 범위를 유지한다. 혈액에서 세포로 포도당을 옮기는 작용을 하는 호르몬이 바로 인슐린이다.

인슐린은 혈액에 있는 당을 뇌, 간, 근육, 지방세포 등으로 옮겨 혈당을 낮춘다. 인슐린은 세포에 필요한 에너지를 공급하기 위해

탄수화물의 저장 과정

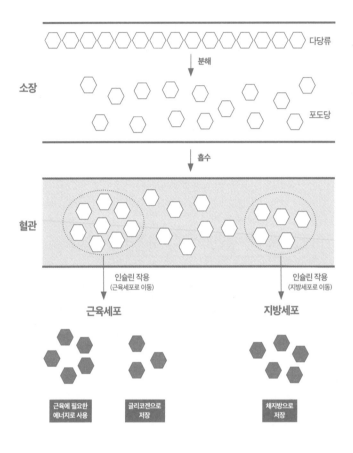

반드시 필요하다. 문제는 너무 많은 에너지가 들어올 때다. 혈당은 너무 높지도 낮지도 않게 일정한 범위를 유지해야 한다. 우리 몸의 세포 역시 너무 많은 포도당을 받아들일 수는 없다. 간과 근육은 포도당을 받아들여 글리코겐 형태로 저장한다. 그러나 필요량과 저장 용량을 초과한 다량의 포도당은 혈액에 머물 수도, 세포로 들어갈 수도 없어 지방세포로 들어간다. 지방세포로 들어간 포도당은 체지방으로 전환되어 저장된다.

인슐린은 일방통행 신호로 작용한다. 인슐린이 분비되는 동안 지방세포는 에너지 흡수만 가능하고 방출은 불가능하다. 당이 떨어지는 느낌이 들 때마다 당을 보충해서 이로 인해 인슐린이 분비되면, 우리 몸에서는 지방세포에 저장해 둔 에너지를 꺼내 쓸 틈이 없다.

원래 우리 몸은 상황에 맞게 탄수화물과 단백질, 지방 모두를 에너지로 쓸 수 있다. 탄수화물을 우선 사용하고 에너지가 더 필요하면 지방세포에 저장한 에너지를 방출해 사용한다. 우리 몸에 체지방이 존재하는 가장 큰 목적이다. 그런데 당을 먹으면 먹을수록 체지방을 에너지로 쓰는 대사 능력이 점점 사라진다. 당을 섭취할 때 분비되는 호르몬인 인슐린이 지방세포로 에너지를 자꾸만 밀어 넣기 때문이다.

당 떨어지는 느낌을 못 참겠다? 탄수화물 대사 의존일지도!

조금만 당이 떨어지는 느낌이 들어도 음식으로 바로 채우면, 당을 많이 먹으므로 인슐린도 항상 많이 분비된다. 그러면 산더미처럼 쌓인 체지방을 에너지로 방출할 수 없어, 조금만 음식을 먹지 않아도 당이 떨어진다고 느껴 머리가 안 돌아가고 힘들다고 느끼게 된다. 반면에 탄수화물과 지방을 모두 에너지로 쓸 수 있도록 대사 상태가 정상적이라면, 잠깐 당이 떨어진다고 느끼다가도 이내 괜찮아진다. 지방세포의 지방이 분해되며 에너지를 만들어내기 때문이다.

당이 떨어지는 느낌이 들 때 당을 바로 섭취하면 혈당이 곧바로 올라가니까 머리가 잘 돌아가는 느낌이 든다. 하지만 이렇게 당을 더 많이, 더 자주 섭취할수록 쉽게 살찌는 체질이 된다. 당을 섭취하면 분비되는 인슐린이 지방세포가 에너지를 흡수하게 만들기 때문이다. 단것을 많이 먹을수록 몸에 있는 체지방에서 에너지를 뽑아다 쓰는 대사 능력이 상실된다. 그러다 보면 꼭 필요할 때도 체지방에서 에너지가 방출되지 않는다. 아무리 작은 사탕을 먹어도 당 때문에 인슐린이 분비되면 점점 살찌는 체질로 바뀐다는 것을 이해해야 한다.

당이 떨어지는 느낌을 견디기 힘들다면 내 몸이 탄수화물 대사에만 의존하고 있다는 증거다. 이 상태에서 다이어트를 해봤자 인슐린 때문에 체지방에 자물쇠가 채워진 상태라, 체지방은 안 빠지고 근육만 빠진다. 아무리 먹는 양을 줄여도 먹는 음식에 당이 많으면 살이 잘 빠지지 않는다.

먹는 양이 부족해서 몸에 힘이 없고 배가 고파 죽을 지경인데도 체지방은 그대로라니 얼마나 비효율적인가!

인슐린 저항성

인슐린이 지속적으로 많이 분비되면 인슐린 저항성이 발생하여 더욱더 문제가 된다. 고농도 인슐린은 세포를 향해 "혈당을 낮춰야 하니 세포 내로 포도당을 유입시켜라!"라고 명령한다. 처음에 이런 일이 생기면 혈당이 매우 높아졌다가, 과량의 인슐린에 반응하여 혈당이 지나치게 떨어지면서 나른하고 졸린다. 이런 일이 반복되면 세포는 인슐린의 명령에 저항하게 된다. 세포 입장에서는 받아들일 수 있는 포도당의 양에 한계가 있는데, 인슐린이 자꾸만 더 많은 양을 흡수하라고 명령하니 이를 무시하는 방향으로 조절하는 것이다. 심한 잔소리를 듣다 보면 웬만한 잔소리에는 꿈쩍도 하지 않게 되는 것과 같다. 이러면 같은 양의 포도당을 처리하기 위해 더 많은 인슐린이 요구된다. 인슐린 저항성 때문에 세포는 에너지를 충분히 공급받지 못해 배고픈 상태가 된다.

인슐린 저항성이 생기면 우리 몸은 체지방에서 에너지를 꺼내 쓰는 법을 잊어버린다. 같은 양을 먹어도 더 쉽게 살찌고, 조금만 배고파도 못 참는 상태가 된다. 이런 인슐린 저항성 상태가 지속되면 당뇨병으로 이어지고 이상지질혈증, 고혈압 등 대사 증후군이 발생할 위험이 있다. 최근에는 인슐린 저항성으로 인해 치매 발생 위험이 높아진다는 사실도 밝혀졌다. 뇌세포는 특히 포도당을 주 에너지원으로 사용하는데, 인슐린 저항성이 생기면 포도당이 뇌세포 안으로 효과적으로 유입되지 못하기 때문이다.

정상 혈당 수치는 얼마인가요?

건강검진을 할 때는 피검사로 공복 혈당을 측정해 당뇨병 여부를 판단한다. 공복 혈당은 공복을 최소 8시간 유지한 상태에서 측정한 혈당을 의미하며, 100mg/dL 이하가 정상이다. 그러나 공복 혈당이 정상인 것보다는 음식을 먹었을 때 혈당이 어떻게 변하는지가 더 중요하다. 건강한 사람이라면 식후에 혈당이 상승해도 2시간 이내에 140mg/dL 이하로 떨어지는 것이 바람직하다. 그리고 2~3시간 이내에 식전 수준으로 다시 낮아져야 한다. 식전과 식후 혈당의 차이도 20~60mg/dL의 범위를 벗어나지 않아야 한다.

인슐린 과다 분비를 막는 법

1 음식의 GI 지수와 GL 지수 확인 GI 지수Glycemic Index(혈당 지수)는 순수한 포도당 100g을 먹을 때 혈당 상승 속도를 100이라고 할 때, 음식 내 탄수화물 100g을 섭취하면 혈당이 얼마나 상승하는지 나타낸 지수다. GI 지수가 70 이상이면 높은 편에, 55 이하면 낮은 편에 속한다. GI 지수가 높은 음식으로는 쌀, 빵, 시리얼, 감자튀김 등이 있다. GI 지수가 낮은 음식으로는 양상추, 브로콜리, 아스파라거스, 토마토, 오이 등의 채소와 견과류가 있다.

현미밥의 GI 지수는 백미밥보다 낮아서 같은 양을 섭취해도 현미밥을 먹었을 때 혈당이 천천히 오른다. 같은 백미밥도 인스턴트 즉석밥은 빨리 익도록 전(前)처리 과정을 거치며 식이섬유가 파괴되거나 제거되어 혈당을 더 빠르게 올린다.

GL 지수Glycemic Load(혈당 부하)는 GI 지수에서 좀 더 발전된 개념이다. GI 지수는 100g 기준인데 사실 음식마다 1회 섭취량에 차이가 있다. GL 지수는 'GI 지수 × 1회 제공량에 포함된 탄수화물의 양'으로 계산한다. 예를 들어 수박으로 탄수화물 100g을 섭취하면 혈당이 매우 높아지겠지만 실상 수박 한 조각에 들어 있는 탄수화물의 총량은 매우 적은 편이다. 따라서 수박은 GI 지수는 높지만 GL 지수는 낮은 음식이다. 반대로 파스타는 GI 지수는 수박보다 낮지만 1회 제공량에 탄수화물이 많이 포함되어 GL 지수는 훨씬 높다.

GI 지수와 GL 지수는 절대적인 값이 아니며, 음식을 어떻게 조리하느냐와 무엇과 곁들이느냐에 따라 달라진다. 모든 음식을 GI 지수, GL 지수를 따지며 섭취하는 것은 불가능하다. 개인에 따라 분비되는 호르몬이나 효소의 유전학적 차이와 장내 미생물 분포에 따라 실제 혈당 상승 정도가 달라진다.

GI 지수, GL 지수는 참고사항으로만 쓰자. 탄수화물 함량이 많은 음식일수록, 정제되고 가공된 음식일수록 혈당을 많이 올린다는 것 정도만 기억하면 된다. 대부분의 녹색 채소는 GI 지수와 GL 지수가 모두 낮으므로 항상 충분하게 섭취하면 좋다.

2 **같은 음식도 먹는 방법이 중요** 음식을 많이 씹어 먹으면 인슐린이 침착하게 일할 기회가 생긴다. 이는 곧 혈액 내로 포도당이 흡수될 테니 이 포도당을 세포로 옮길 준비를 하라고 미리 지시하는 것과 같다. 인슐린이 미리 분비된 상태에서 포도당이 혈액으로 흡수되면, 인슐린이 포도당을 세포 안으로 효과적으로 이동시켜 혈당이 완만하게 상승한다,

3 **당 떨어지는 느낌이 들 때 단것이 아닌 다른 음식 섭취** 갑자기 단것을 안 먹고 무작정 참으려고 하면 실패할 가능성이 높다. 달콤한 음식 대신 지방이 많은 음식을 섭취해 보자. 무설탕 코코넛칩을 추천한다. 바삭바삭 씹으며 먹는 재미도 있고 몸에 좋은 지방도 많다. 견과류나 따뜻한 차도 도움이 된다.
당 떨어지는 느낌이 들 때가 몸에 저장된 체지방을 태울 수 있는 절호의 기회다. 당을 섭취해서 이 기회를 아깝게 날려버리는 우를 범하지 말자.

4 **식후 한 시간 이내에 15분 이상 산책** 격렬한 운동이 아닌 걷기만으로도 근육에 유입되는 포도당의 양을 늘려 혈당 상승을 효과적으로 막을 수 있다. 식사하고 나서 한 시간 이내에 15분 이상 산책하는 습관을 들여보자.
운동으로 근육을 키우는 것도 도움이 된다. 근육량이 증가하면 근육에 흡수되는 포도당의 양이 늘어나므로 포도당이 지방세

포에서 지방으로 합성되는 것을 막을 수 있다.

5 **실시간으로 변화하는 혈당 수치를 직접 확인** 사람마다 어떤 음
식을 얼마나, 어떻게 먹느냐에 따라 혈당이 올라가는 정도가 모
두 다르다. 사람마다 분비되는 호르몬도 조금씩 다르고, 음식의
소화와 흡수에 영향을 주는 장내 세균도 다르기 때문이다.

실시간으로 혈당 변화를 측정하는 '리브레'라는 기계가 있는데,
팔뚝 뒤에 한 번 장착한 뒤 2주 동안 실시간으로 혈당 변화를
측정하는 기계다. 혈액을 채취하기 위해 어딘가를 찔러 피를 볼
필요도 없다. 팔뚝 뒤에 부착한 장치에 스마트폰을 갖다 대면
혈당이 측정된다. 2주 동안 내가 먹는 음식에 따라 혈당이 어떻
게 달라지는지, 혈당 변화와 컨디션에 어떤 연관이 있는지 눈으
로 직접 확인하면 인슐린 분비를 줄이는 나만의 식사법을 찾는
데 큰 도움이 될 것이다.

애써 체중을 줄였더니 식탐은 더 늘었다?
렙틴: 체지방량을 보고하는 호르몬

항상성 유지를 담당하는 뇌의 시상하부

묵은 살은 빼기 어렵다는 말이 있다. 단순히 오래전에 찐 살이라 빼기 어려운 게 아니라, 살찐 상태가 정상 기준이 됐기 때문이다. 이렇게 되면 운동과 식단으로 열심히 살을 빼도 다시 살찐 상태로 원상복귀하려는 기막힌 작용이 일어난다.

수분이 부족할 때 엄청나게 갈증을 느끼는 것처럼, 우리 몸은 체중이 줄어들 때도 극심한 식욕을 느낀다. 뇌에서 정상 기준으로 인식한 체중으로 되돌리려고 하기 때문이다. 한밤중에 배가 고파 깨어나 비빔밥을 한 솥 가득 비벼 먹거나 라면을 끓여 먹지 않고는 다시 잠들 수 없는 이유도 바로 이 때문이다.

뇌에 있는 시상하부는 몸의 항상성homeostasis을 담당하는 영역이다. 항상성이란 우리 몸이 항상 일정한 범위의 환경을 유지하려는 성질을 말한다. 대표적인 예로 체온이 있는데, 우리 몸이 정상적으로 기능하려면 체온을 36.5도로 유지해야 한다. 뇌는 이 체온을 유지하기 위해 최선을 다한다. 몸의 수분량도 시상하부에서 조절한다. 갑자기 하루에 물을 3L나 마시면 화장실을 수없이 들락거리며 물처럼 맑은 소변을 볼 것이다.

뇌는 쉬지 않고 우리 몸을 실시간으로 감시하고 지시하며, 일정한 범위를 벗어나지 않고 항상성을 지키려고 조절한다.

사실 체지방은 생존과 직결되어 있다

시상하부는 체온과 수분량처럼 체지방량도 일정한 범위 내에서 조절한다. 우리는 체지방을 어떻게든 없애버리고 싶은 골칫덩이로 여기지만, 사실 체지방은 아주 중요한 신체기관 중 하나다.

체지방은 면역과 대사를 조절하는 호르몬을 분비하는 내분비기관의 역할과 단열, 보온 역할과 함께 에너지를 저장하는 역할도 담당한다. 체지방이 없다면 음식을 못 먹게 되는 즉시 굶어 죽을 것이다. 체온이 너무 높아도 낮아도 안 되고, 수분량이 너무 적어도 많아도 안 되는 것처럼 체지방도 상황에 맞게 적절히 있어야 한다. 이렇게 생존과 직결되는 중요한 체지방량이 멋대로 왔다 갔다 한다면 생존 가능성도 그와 함께 왔다 갔다 할 것이다.

시상하부가 체지방량을 조절하는 구조

1 **생존에 가장 유리한 체지방량을 산출** 앞에서도 언급했듯이, 뇌가 생존에 가장 적절하다고 판단하여 기준으로 삼는 체중을 체중 설정값이라고 한다. 체중 설정값을 제대로 설정하기 위해서는 여러 가지를 고려해야 하는데, 외부 환경에 식량이 많은지 부족한지가 제일 중요하다. 먹을 것이 풍족하면 낮은 체중 설정값 설정이 유리하고, 먹을 것이 부족하면 높은 체중 설정값이 유리하다.

2 **체지방이 얼마나 있는지 렙틴이 시상하부에 보고** 체지방에서 만들어지는 여러 호르몬 중 하나인 렙틴은 체지방량에 비례한다. 뇌에 전달되는 렙틴의 양이 많으면 뇌는 체지방이 넉넉하다고 파악하고, 반대로 뇌에 전달되는 렙틴의 양이 적으면 체지방이 부족하다고 여긴다.

렙틴은 한 끼 과식한다고 해서 바로 분비량이 늘어나지는 않고, 며칠에서 몇 주간의 체지방량을 반영하여 분비량을 결정한다. 며칠 동안 평소보다 음식을 많이 먹어서 체지방이 늘어나면 체내 렙틴 농도가 높아지고, 뇌의 시상하부는 렙틴 농도를 통해 몸에 체지방이 많아졌다는 사실을 보고받는다.

3 **렙틴 농도에 따라 식욕 조절과 에너지 배분을 결정** 시상하부는

렙틴 농도에 따라 식욕을 조절하며 어떻게 행동해야 할지 결정하고, 대사량을 높이거나 낮추어 에너지를 어떻게 쓸지 배분한다. 렙틴 농도가 높으면 체지방이 많아 몸에 쓸 수 있는 에너지가 가득하다는 뜻이므로, 더 이상 음식에 관심을 주지 않도록 식욕을 떨어뜨린다. 기초대사량도 늘어나며 넘치는 에너지로 생존에 도움이 되는 다른 활동을 한다. 야생 동물은 이때 짝짓기 상대를 찾으러 나선다. 렙틴 농도에 따라 갑상선 호르몬의 분비량과 근육의 에너지 소비량도 달라진다. 에너지를 아껴 쓸 필요가 없으므로 신진대사가 활발해지면서 몸에 기운이 넘치고 자꾸만 움직이고 싶어진다.

연휴에 늘어난 체중이 렙틴의 영향으로 다시 줄어드는 과정

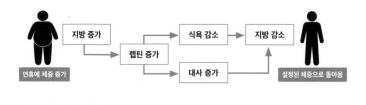

다이어트로 줄인 체중이 렙틴의 영향으로 다시 늘어나는 과정

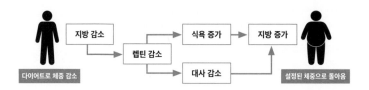

렙틴이 줄어들어 체지방이 부족하다고 판단하면 뇌는 체지방을 늘리라고 지시한다. 그러면 기초대사량이 줄어들면서 에너지를 아껴 쓰고, 식욕이 높아져 어떻게든 음식을 먹으려고 하게 된다. 이 시스템을 통해 우리는 체중 설정값을 벗어나지 않고 체지방량을 일정한 범위로 유지한다.

타고난 체중 조절 시스템이 고장 나는 이유

그렇다면 이런 조절 시스템이 있는데도 왜 어떤 사람은 체지방이 한도 끝도 없이 늘어나서 비만이 되는 걸까? 크게 세 가지 이유가 있다.

1 **렙틴의 잘못된 보고** 체지방이 엄청나게 많은데도 렙틴이 뇌에 "지금 몸에 체지방이 없어요"라고 보고한다면, 뇌는 이에 속아 넘어가 체지방을 더 늘리라고 지시할 것이다. 실제로 몸에 얼마나 많은 체지방이 있든, 체지방이 부족하다는 보고를 받으면 뇌는 체지방을 늘리라고 명령할 수밖에 없다. 이렇게 잘못된 보고를 하는 것이 바로 렙틴 저항성이다.

2 **체중 설정값을 높이는 음식** 우리가 먹는 특정한 음식 성분들이 체중 설정값을 점점 높인다. 감기에 걸렸을 때 시상하부가 적절한 체온을 40도라고 설정하면, 우리는 39도의 고열에도 오한을

느낀다. 마찬가지로 시상하부가 우리 몸에 필요한 체지방량을 50kg으로 설정하면, 체지방을 30kg 갖고 있어도 너무 마른 상태로 인식하여 기초대사량을 낮추고 식욕을 높인다. 다양한 기전으로 체중 설정값을 높이는 설탕, 밀가루, 지나치게 많은 탄수화물, 질 나쁜 지방, 가공식품을 피해야 다이어트를 할 수 있다.

3 **무작정 줄인 음식의 양** 적게 먹으면 뇌는 식량을 구하기 어려운 기근이 닥친 것으로 인식하여 생존을 위해 몸에 체지방을 더 많이 저장해야겠다고 판단하므로 체중 설정값이 높아진다. 이렇게 되면 몸은 최대한 에너지를 아껴 쓰고, 남는 에너지를 모두 저장하려고 한다. 기근에 살아남기 좋게 에너지 효율이 높은 몸을 만들기 위해서다. 이런 상태를 절약형 대사 상태라고 한다. 절약형 대사 상태에 돌입하면 우리 몸에서 발현되는 유전자까지 달라진다. 음식을 너무 적게 먹는 방식으로 다이어트를 하면 절약형 대사 상태로 접어들며 쉽게 살찌는 체질로 바뀐다. *

렙틴 저항성을 만드는 인슐린

렙틴 저항성이란 렙틴이 많은데도 기능을 못 하는 상태를 말한

---

* 어떤 영양 성분 구성으로 얼마나 충분히 먹어야 하는지에 대해서는 5장의 아침, 점심, 저녁 식사법에서 자세히 설명했다.

다. 왜 이런 일이 생길까? 다양한 요인이 작용하지만, 대표적인 원인은 렙틴이 시상하부에 체지방이 많아졌다고 뇌에 보고하지 못하게 하는 빌런이 있기 때문이다. 바로 인슐린이다. 뇌는 회사의 사장님처럼 직원들의 보고를 받는다. 그런데 이 사장님은 렙틴이라는 직원과 인슐린이라는 직원 중 한 명의 보고만 받으려고 한다. 렙틴 농도가 아무리 높아져도 인슐린 농도도 높아진 상태라면, 렙틴은 인슐린에 밀려 제대로 보고하지 못한다.

며칠 동안 많이 먹어 체지방량이 평소보다 늘어난 상황을 가정해 보자. '이대로는 안되겠어! 오늘은 정말 조금만 먹어야겠군' 하고 결심하고, 점심에는 치즈 케이크 한 조각만 먹고 저녁은 건너뛰겠다는 계획을 세울 수 있다. 그런데 이 계획은 실패할 수밖에 없다. 치즈 케이크 한 조각에는 설탕과 밀가루가 많아 인슐린을 엄청나게 분비시키기 때문이다. 시상하부가 정상적으로 렙틴의 보고를 받기만 하면 식욕이 수월하게 떨어지고 활동량도 늘어날 텐데, 치즈 케이크 때문에 인슐린이 과다하게 분비되면서 모든 것이 불가능해진다. 따라서 점심만 먹고 저녁은 건너뛰려던 계획과 달리 저녁이 되면 엄청나게 배가 고파진다.

살은 찌는데 자꾸만 더 배가 고프고 입에서 음식이 더 당기는 희한한 사태를 두고 흔히 '많이 먹어서 위가 늘어났다'고 생각한다. 사실은 위가 늘어난 게 아니라 인슐린이 잔뜩 분비되는 음식을 먹어 렙틴이 차단된 것이다. 만약 점심 메뉴로 치즈 케이크 한 조각 대신 밥은 적게 넣고 채소는 많이 넣은 비빔밥을 먹었다면 인슐린이 훨씬 적게 분비되어 렙틴을 차단하지 않았을 것이다. 렙틴이 제대로 보고하면, 식욕이 떨어지면서 기초대사량을 높이라는 시상하부의 명령이 제대로 작동한다.

인슐린은 지방세포로 포도당을 유입시켜 체지방을 합성할 뿐만 아니라, 렙틴 저항성에도 영향을 주며 다양한 방식으로 체중을 높인다. 인슐린을 많이 분비하는 음식을 조심하지 않고서는 다이어트에 성공할 수 없다.

렙틴 저항성을 만드는 또 다른 빌런, 염증

인슐린과 더불어 렙틴 저항성을 만드는 또 다른 빌런이 있다. 바로 우리 몸에 생기는 염증 반응이다. 염증 반응은 면역세포에서 분비되는 염증 물질을 통해 일어난다. 몸에 세균이나 바이러스가 들어와 감염되거나, 문제가 생긴 세포가 있을 때 이를 고치는 역할을 한다.

그런데 염증 물질이 너무 많아지면 아무 문제가 없는 곳에도 덩달아 염증 반응이 일어난다. 이렇게 되면 염증 수치가 높아지며 온몸의 혈관, 관절 등에도 염증 반응이 일어나 컨디션이 떨어지고 여기저기 아픈 곳이 생긴다. 특히 시상하부에 염증 반응이 생기면 렙틴의 보고를 받지 못한다. 그러면 렙틴의 신호가 차단되니 렙틴 저항성이 발생한다.

염증을 일으키는 염증 물질은 설탕, 밀가루 등 정제 탄수화물을 많이 포함하고, 필수 지방산인 오메가3 지방산과 오메가6 지방산의 비율이 불균형한 식단을 섭취할 때 많이 분비된다. 특히 가공식품은 염증 물질 분비 자극에 최적화되어 있다. 가공식품에는 설탕과 밀가루가 많고 유통기한을 늘리기 위해 산화가 잘 되지 않는 기름(팜유, 대두유 등)을 사용하는데 이런 기름은 오메가3 지방산, 오메가6 지방산의 비율이 매우 불균형하다. 칼로리가 같더라도 가공식품보다는 자연식품을 선택해야 하는 여러 가지 이유 중 하나다.

게다가 정말 짜증 나는 것은 지방세포 때문에 염증 물질이 분비될 수 있다는 점이다. 살이 찌면 지방세포는 최대 6배까지 커진다. 우리 몸은 정상적인 크기보다 지나치게 커진 지방세포를 뭔가 문제가 있는 세포로 판단하고 염증 물질을 분비한다. 이렇게 지방세포에서 염증 반응이 일어나면 온몸의 염증 수치가 높아지고, 특히 피하지방보다 내장지방*이 염증 물질을 더 많이 분비한다. 염증 수치가 높아지면 시상하부에서 렙틴 신호가 차단된다. 살찌면 염증 물질이 분비되고 이로 인해 렙틴이 차단되고, 렙틴이 기능을 못 하니 더 살찌는 악순환이 발생한다.

다행히 렙틴 저항성은 가역적이라 되돌릴 수 있다. 한 실험에서 설탕과 밀가루, 지방을 많이 먹은 쥐는 인슐린 농도와 염증 수치가

---

* 피하지방은 피부 아래에 위치하고 우리 몸 전체를 덮고 있다. 뱃살, 엉덩이살, 허벅지살, 팔뚝살 등 눈으로 직접 확인하고 만질 수 있다. 반면에 내장지방은 복부 안쪽에 소장, 대장, 간 등 각종 장기에 쌓이는 지방이다. 내장지방이 쌓일수록 대사증후군, 심혈관질환 발생 가능성이 높아진다.

렙틴 저항성이 생기는 원리

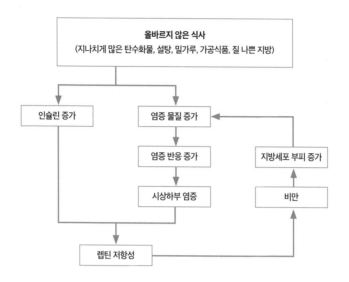

높아지고 렙틴 저항성이 생겨 체중이 증가했다. 그러나 다시 정상적인 먹이를 주었더니 인슐린, 염증 수치가 안정화되며 렙틴 저항성도 사라지고 체중도 정상으로 되돌아왔다.

중요한 것은 체중 설정값

다이어트에 성공하려면 렙틴이 제 기능을 해야 하고, 체중 설정값이 낮아져야 하고, 절약형 대사 상태가 오지 않아야 한다. 체중 설정값은 뇌가 개개인의 유전자, 현재 환경, 과거 이력을 토대로 건강에 적합하도록 무의식적으로 계산한 결과다. 이를 고려하지 않은 식단과 운동으로 살을 빼봤자, 쉽게 정체기가 오고 다이어트를 멈추기 무섭게 요요현상이 찾아온다.

그런데도 짧은 시간에 눈에 띄게 몸무게를 줄이고 싶을 수 있다. 뇌가 적절하다고 설정한 체중 설정값과 실제 몸 상태에 차이가 생기면 몸에서 극심한 저항이 일어난다. 그러면 의지력이나 노력, 정신력, 동기부여, 이 모든 것을 끌어모아도 이길 수 없다.

2년 동안 찐 살을 한 달 만에 뺄 수는 없다

만약 당신이 체중이 줄이고 싶은 상태라면, 체중이 그만큼 늘어나는 데 얼마나 시간이 걸렸는가? 갑자기 살이 확 쪘다고 하는 사람들도 짧게는 몇 달, 길게는 몇 년에 걸쳐 천천히 조금씩 자기도 모르게 살찐 경우가 대부분이다. 뭔가 크게 달라지거나 잘못하지도 않았는데 정신을 차려 보니 어느새 살찐 자신을 마주했을 것이다.

살이 빠지는 과정도 비슷하다. 살은 천천히 조금씩 자기도 모르게 빠진다. 체중 설정값은 몸에서 발생하는 신호를 꾸준히 받으며 서서히 재설정되기 때문이다. 단박에 체중 설정값을 바꾸는 방법은 없다. 2년이 넘게 걸려 찐 10kg을 한 달 만에 빼는 불가능한 목표를 세우면 실패하고 요요현상을 겪을 수밖에 없다.

다이어트에 성공하려면 조금 천천히 가더라도 반드시 체중 설정값 자체를 낮추는 방법을 택해야 한다. 단순히 음식을 적게 먹

170

고 활동을 늘리는 것이 아니라, 몸에서 발생하여 뇌로 전달되는 신호를 바꿔야 한다.

잘못된 다이어트 vs. 올바른 다이어트

구분	잘못된 다이어트	올바른 다이어트
식욕	증가	정상
허기짐	증가	정상
포만감	감소	정상
신진대사	감소	증가
노화	빨라짐	느려짐
피로도	증가	감소
기분	불쾌함	쾌적함
삶의 질	하락	상승
요요현상	발생	없음
장기적 결과	다이어트 전보다 체중이 증가하고 쉽게 살찌는 체질이 됨	체중 설정값이 변경되어 빠진 체중이 유지됨

5장

기분이
식욕이
되지 않는
음식과 식사법

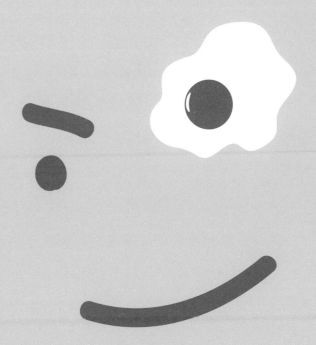

절대로 당신의 몸을
배고픈 상태로 만들지 마라

탄수화물, 단백질, 지방의 용도를 제대로 알아야 한다

올바른 다이어트를 하려면 너무 많이 먹어도 안 되고, 적게 먹어도 안 된다. 무엇을 어떻게 먹어야 할지 알아보자.

우리가 에너지원으로 쓸 수 있는 영양소에는 탄수화물, 지방, 단백질이 있다. 이 중 주로 무엇을 먹어야 할까? 앞서 탄수화물을 섭취하면 인슐린이 분비되어 에너지가 체지방으로 저장되는 원리를 설명했다. 그러므로 탄수화물의 양은 제한하는 것이 맞다.

그러면 탄수화물은 어느 정도나 먹어야 적절할까? 탄수화물을 줄인다면 그 대신 무엇을 먹어야 할까? 이를 알려면 탄수화물, 지방, 단백질이 우리 몸에서 어떻게 쓰이는지 알아야 한다.

에너지원으로서 의의가 있는 탄수화물

탄수화물은 에너지로 쓰인다. 우리 몸을 이루는 세포는 포도당 대사를 통해 에너지를 만들어낸다. 특히 뇌는 주 에너지원으로 포도당을 사용한다. 따라서 혈액 속에는 항상 포도당이 녹아 있어야 한다. 우리 몸에서 에너지가 필요할 때 탄수화물을 섭취하면 우선 혈당이 높아지고, 혈액 속의 포도당이 세포 내로 이동하면 다시 혈당이 낮아지는 변화가 일어난다. 이때 필요한 호르몬이 바로 인슐린이다. 인슐린은 혈액 속의 포도당을 세포 내로 옮기는 역할을 한다. 이로써 세포는 에너지를 공급받고 혈당은 적당한 범위를 유지한다.

우리 몸의 혈당 범위는 항상 높지도 낮지도 않게 일정한 범위로 조절되어야 한다. 때문에 탄수화물이 많은 음식을 빠르게 섭취하여 혈당이 급격히 높아지면, 혈당을 낮추기 위해 많은 양의 인슐린이 분비된다. 인슐린이 많이 분비되면 혈액 내의 포도당이 세포로 이동해야 하는데 뇌세포, 근육세포, 간세포 등은 포도당을 받아들이는 데 한계가 있다. 나머지 포도당은 지방세포로 들어가 체지방 형태로 저장된다. 이것이 바로 인슐린이 많이 분비될수록 지방이 합성되는 메커니즘이다.

따라서 혈당이 급격히 높아져 인슐린이 과도하게 분비되지 않도록 탄수화물의 총량과 섭취 속도에 신경 써야 한다. 우선 밥, 면, 빵, 떡처럼 탄수화물로만 이루어진 식품 섭취는 일정 수준 이하로 제한해야 한다. 가급적 한 끼에 탄수화물의 양이 40g을 넘지 않는 것이 바람직하다(쌀밥 100g의 탄수화물 양은 35~40g).

　칼로리만 따지면 쌀밥 한 그릇만 먹는 게 살이 덜 찔 것 같다. 그러나 탄수화물만 섭취하면 혈당이 빨리 올라 인슐린이 분비되어 지방이 합성되고, 이내 혈당이 떨어지며 배고픔을 느껴 다른 음식을 더 찾게 될 가능성이 높다. 탄수화물과 고기와 채소를 함께

탄수화물의 종류

단당류	포도당(glucose)	생명체의 주 에너지원. 탄수화물은 소화과정에서 대부분 포도당으로 분해된다.
	과당(fructose)	강한 단맛. 과일, 꿀에 풍부
	갈락토스(galactose)	단당류 중 단맛이 약한 편. 포도당과 결합하여 유당 형태로 존재
이당류	맥아당(maltose)	포도당+포도당. 물엿, 조청, 식혜
	자당(sucrose, sugar)	포도당+과당. 설탕, 사탕수수, 사탕무
	유당(lactose)	포도당+갈락토스. 우유, 유제품, 유즙
다당류	전분(녹말, starch)	여러 개 포도당의 결합체. 소화 과정을 통해 포도당으로 분해. 쌀, 빵, 감자, 고구마, 옥수수 등 탄수화물 식품의 대부분이 전분
	글리코겐(glycogen)	간과 근육에 포도당을 저장하는 형태. 포도당이 필요할 때 곧바로 분해해서 쓸 수 있다.
	식이섬유 (dietary fiber)	이눌린, 셀룰로스, 폴리덱스트로스 등. 분해효소가 없어 소화, 흡수되지 않는 탄수화물을 총칭. 과일, 채소, 버섯 등에 다량 함유
첨가당	액상과당 (high fructose corn syrup)	옥수수를 발효해 만든 포도당과 과당의 액상 혼합물. 설탕보다 싸고 단맛이 강해 가공식품에 많이 사용되며 설탕보다 분해과정이 짧아 흡수가 빠르다.

먹는 한 끼가 오히려 다이어트에 도움이 된다.

양념이나 소스류에는 설탕이 많이 들어가므로 너무 강하고 자극적인 음식보다는 담백한 맛의 음식을 즐기도록 하자.

우리 몸의 뼈대, 단백질

단백질은 근육, 피부 등 우리 몸의 재료로 꼭 필요한 영양소다. 우리 몸을 집에 비유하면, 단백질은 집의 뼈대를 세우기 위해 꼭 필요한 재료다. 이 소중한 양질의 재료를 활활 태워 난방에 쓰는 것은, 대들보로 쓸 나무를 불쏘시개로 쓰는 격으로 적절하지 않다. 근육과 피부는 매일 조금씩 낡기 때문에 날마다 그만큼 보충해 줘야 한다. 따라서 단백질은 매일 조금씩 먹는 것이 가장 적절한 섭취법이다.

성장기의 아이들이나 보디빌더처럼 근육이 쑥쑥 자라는 상황이 아니라면 지나친 단백질 섭취는 오히려 건강에 해롭다. 단백질은 우리 몸이 처리하기에 어려운 질소 부산물을 많이 내놓는다. 이는 소변을 통해 암모니아 형태로 몸 밖으로 빠져나가야 한다. 따라서 지나친 단백질 섭취는 신장에 무리를 줄 수 있다.

또, 단백질 과다 섭취는 염증 반응과 노화 촉진의 원인이 될 수 있다. 도쿄 공과대학의 세포 생물학자인 오스미 요시노리 박사는 자가포식이 일어나는 메커니즘을 밝혀 노벨 생리학상을 수상했다. 자가포식은 말 그대로 자기 자신(자가)을 먹는다(포식)는 뜻으로, 우리 몸이 세포 내의 낡고 불필요한 단백질을 먹어 치워 새로운 재료로 사용하는 것이다. 낡은 것이 새것으로 교체되며 몸이 정화되는데, 이 자가포식을 활성화하는 방법 중 하나가 단백질 제한이다. 단백질이 과도하게 공급되면 낡은 단백질을 재사용할 필요가 없다. 낡고 결함이 생긴 단백질을 그대로 둬도 새로운 단백질이 공급되기 때문이다. 이렇게 되면 염증 반응과 노화가 촉진된다.

단백질은 포만감이 오래 가고, 탄수화물에 비해 인슐린 분비 자극도 덜하다. 다이어트 할 때 단백질을 많이 먹으면 도움이 되는 이유다. 그러나 과량을 섭취할 필요는 없다. 적절한 하루 단백질 섭취량은 성인 남자 기준 약 60g, 성인 여자 기준 약 50g이다. 대략 손바닥 정도 크기의 육류, 생선, 두부에 해당한다. 권장 섭취량 이상으로 단백질을 많이 먹으면 다이어트뿐만 아니라 전반적으로 건강에 오히려 좋지 않을 수도 있다는 점을 기억하자.

그동안 단단히 미운털이 박힌 지방

지방은 생각보다 다양한 곳에서 우리 몸을 구성하는 재료로 쓰인다. 우리 뇌를 구성하는 성분의 약 40%가 지방과 콜레스테롤이다. 뇌세포의 표면은 세포 간 전기 자극을 빠르게 전달하기 위해 절연체로 감싸여 있는데, 이 절연체를 구성하는 것이 지방이다.

우리 몸을 이루는 모든 세포의 세포막은 지방 성분으로 이루어져 있다. 우리 몸을 구성하는 세포의 수는 약 50조 개로 추정된다.

그만큼 세포막을 만드는 데만 해도 엄청난 양의 지방이 쓰인다. 건강하고 튼튼한 몸을 만드는 데는 양질의 지방 섭취가 굉장히 중요하다.

지방 대신 탄수화물로 열량을 얻으면?

지방은 1g당 9kcal의 열량을 내는 효율 좋은 연료다. 탄수화물, 단백질에 비해 높은 에너지를 낸다는 이유로, 우리는 지방을 먹으면 쉽게 살찐다고 생각한다.

그러나 지방을 먹어야 살을 뺄 수 있다. 지방을 먹지 않고 탄수화물로만 열량을 섭취하면 인슐린이 많이 분비된다. 인슐린은 저장 호르몬의 역할을 하므로, 인슐린이 분비되는 동안에는 지방세포로 에너지가 유입되기만 하고 꺼내 쓸 수는 없다. 또한, 몸이 탄수화물만 연료로 쓰는 호르몬 상태에 놓이고, 체지방을 태워 에너지를 얻지 못하므로 탄수화물이 공급되지 않으면 즉시 배고픔을 느낀다. 지방을 섭취해 지방을 대사할 수 있어야 체지방도 태울 수 있다.

지방을 많이 먹는다고 해서 무조건 체지방이 합성되는 것도 아니다. 체지방은 탄수화물을 먹을 때 분비되는 인슐린으로 인해 합성된다. 인슐린이 분비되면 에너지가 혈액에서 세포로 들어가는 방향으로만 이동한다. 탄수화물을 먹지 않아 인슐린이 분비되지 않으면 지방세포로 에너지가 들어가 저장되지 않는다. 살찌게 하는 주범은 탄수화물이고 지방은 공범일 뿐이다. 주범이 없으면 공범 혼자서는 범죄를 저지르지 않는다.

우리 몸이 양질의 지방을 꼭 섭취해야 하는 이유

지방의 종류는 무척 다양하다. 지방은 탄소와 수소가 결합하는 종류에 따라 포화지방, 단일 불포화지방, 다중 불포화지방, 트랜스지방으로 분류할 수 있다. 각각의 지방은 성질이 달라서 어떤 지방은 유익하고, 어떤 지방은 매우 해롭다.

이 중에서 주목해야 할 것은 다중 불포화지방이다. 다중 불포화지방에는 필수 지방산인 오메가3 지방산과 오메가6 지방산이 포함된다. 필수 지방산이란 우리 몸에서 합성되지 않아 반드시 음식을 통해 공급받아야 하는 지방산을 뜻한다.

오메가3 지방산과 오메가6 지방산은 우리 몸의 세포막을 구성한다. 오메가3 지방산은 말단이 둥글게 말린 모양이고 동적이다. 오메가6 지방산은 좀 더 뻣뻣하고 정적이다. 몸에서 합성할 수 없기 때문에 우리가 먹는 음식의 오메가3 지방산과 오메가6 지방산의 비율은 우리 몸의 세포막에 그대로 반영된다. 따라서 어떤 지방을 얼마나 섭취하느냐에 따라 세포막 성질이 달라진다.

동적인 오메가3 지방산이 많아지면 세포막이 유연해진다. 세포가 외부 신호에 민감하게 반응하여 인슐린, 렙틴 등 호르몬에 대한 감수성이 높아진다. 반대로 오메가6 지방산이 많아지면 세포막이 경직되고 호르몬에 대한 감수성이 떨어진다. 오메가6 지방산은 염증 반응도 촉진하기 때문에 오메가6 지방산의 비율이 지나치게 높아지면 만성적으로 염증이 발생할 수 있다.

이것이 건강과 다이어트를 위해 양질의 지방을 섭취해야 하는 이유다. 오메가3 지방산은 식물의 엽록체에서 만들어져 채소에 풍부하게 들어 있다. 풀을 먹고 자란 소의 고기*나 바닷속 조류를 먹고 자란 생선에도 오메가3 지방산이 풍부하다.

오메가3 지방산과 오메가6 지방산의 적절한 섭취 비율은 1:4지만 현재 우리는 1:20의 비율로 오메가6 지방산을 지나치게 많이 섭취하는 경향이 있다. 이러한 경향은 1980년대 이후로 특히 심해졌는데, 오메가6 지방산이 많이 포함된 식물성 유지vegetable oil의 섭취가 늘어났기 때문이다.

오메가3 지방산을 영양제로 섭취하는 것도 도움은 되지만, 섭취 비율이 중요한 만큼 오메가6 지방산 섭취를 줄이는 것이 우선이다. 포도씨유, 대두(콩)유, 해바라기씨유 등 각종 식물성 유지의 경우 '식물성'이라는 이름 때문에 몸에 좋은 기름이라고 생각하면 큰 착각이다. 식물성 유지는 포화지방이 심장질환의 원인이라는 잘못된 이론 때문에 각광받게 된 음식이다. 1977년 맥거번 보고서 McGovern report에서 포화지방이 많은 동물성 지방 대신 식물성 지방

---

* 목초 사육(grass-fed) 소고기. 말 그대로 옥수수나 콩을 원료로 만든 곡물 사료가 아닌 풀을 먹여 키운 소의 고기를 말한다. 목초 사육 소고기는 곡물 사육 소고기보다 오메가3 지방산을 최대 6배는 더 많이 함유하고 있다고 한다.

식물성 유지 100g당 오메가6 지방산 함유량*

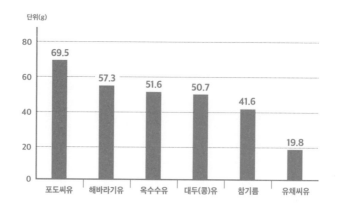

단위(g)

- 포도씨유: 69.5
- 해바라기유: 57.3
- 옥수수유: 51.6
- 대두(콩)유: 50.7
- 참기름: 41.6
- 유채씨유: 19.8

을 섭취하라는 권고를 내렸다. 이때부터 식물성 유지는 몸에 좋고 안전하다는 마케팅으로 인해 사용량이 급증했다. 식물성 유지는 헥산, 인산염, 표백제 등을 사용해 석유 생산과 동일한 공정으로 만들어진다. 먹을 수 없는 물질과 오메가6 지방산이 많다.

고체 형태의 포화지방을 대신하기 위해 식물성 유지를 경화(수소화)해 만든 트랜스 지방도 문제가 많다. 인공적으로 형성된 화학 결합물은 우리 몸에서 분해되지 않아 혈중 지방 수치를 높이며 심장질환과 돌연사를 유발한다. 식물성 유지와 트랜스 지방은 값이 싸기 때문에 패스트푸드, 가공식품, 튀김에 많이 쓰인다. 이런 음식을 자주 먹으면 질 나쁜 지방의 섭취가 과다해질 수 있음을 기억

* 출처: 농촌진흥청 국가표준식품성분표 제10개정판.

하자.

한때 심장질환의 원인으로 지목되던 포화지방은 연구를 거듭할수록 심장질환과 무관하며 오히려 건강에 유익하다는 사실이 속속 알려지고 있다.

질 좋은 지방은 신선하고 자연에 가까운 음식으로 먹어야 한다. 올리브유, 아보카도, 견과류, 생선과 육류에서 하루 약 90g의 지방을 섭취하는 것이 좋다.

빼놓지 말자, 식이섬유

우리가 먹을 수 있는 좋은 성분 중 하나가 바로 식이섬유다. 식이섬유는 사람의 소화효소로 분해되지 않는 형태의 고분자 탄수화물이다. 식이섬유의 효과로 가장 잘 알려진 것은 변비 예방이다. 소화되지 않는 식이섬유가 변의 양을 늘려 장을 통과하는 속도를 높여준다.

식이섬유의 효능은 이뿐만이 아니다. 사람은 식이섬유를 소화할 수 없지만 몸속의 장내 세균은 식이섬유를 분해할 수 있다. 장내 미생물의 먹이가 되는 식이섬유의 섭취량과 종류에 따라 장내 미생물 무리가 달라진다.

뚱보균, 날씬균이라는 말을 들어본 적이 있는가? 장내에 어떤 미생물이 사느냐에 따라 같은 음식을 먹어도 소화, 흡수되는 정도가 다르다. 식이섬유를 많이 섭취하면 장내 날씬균을 늘릴 수 있다. 장내 미생물은 우리 몸 전체의 면역력에도 영향을 준다. 또한, 식이섬유는 흡착성이 있어 염분이나 당의 흡수 속도를 늦추고 질 나쁜 지방, 담즙산, BPA 등의 화학물질을 몸 밖으로 제거하는 효과도 있다.

식이섬유에는 이눌린, 폴리덱스트로스, 펙틴, 알긴산, 셀룰로스, 리그닌, 키틴 등이 있으며 각각의 역할은 조금씩 다르다. 식이섬유를 다양하게 섭취하려면 신선한 채소와 과일, 해조류, 버섯, 귀리, 콩 등을 골고루 먹어야 한다. 이런 음식은 포만감을 느끼게 해줄 뿐만 아니라 다양한 방법으로 건강과 다이어트에 도움을 준다.

100% 믿을 수 있는 음식은 없다

I can't believe it's not butter

초등학교 때 우리 집에서는 주말 아침마다 빵과 함께 버터와 치즈, 스크램블드에그, 샐러드를 먹었다. 어느 날, 엄마가 노랗고 커다란 통에 담긴 마가린을 사왔다. 앞으로 버터 대신 버터맛을 내지만 버터가 아닌 제품, 마가린 'I can't believe it's not butter(버터가 아니라니 믿을 수 없어요)'를 먹어야 한다고 했다.

동물성 지방에 풍부한 포화지방이 심장질환의 위험을 높일 수 있다는 연구 결과 때문이었다. 그 뒤부터 우리 집에서 버터는 죄악이었다. 대신 버터와 거의 비슷하게 고소한 맛을 내면서도 식물성 지방인 마가린을 마음 놓고 먹었다. 마가린은 수소화라는 과정을 통해 식물성 유지를 굳혀 고체로 만든 음식이다. 우유에서 소량 얻을 수 있는 버터와 달리 대량으로 만들 수 있어, 원래 군대 보급용으로 쓰이거나 가난한 사람들을 대상으로 한 음식이었다. 이렇게 싸구려 취급받던 마가린이 식물성 지방이라는 이유로 건강식품으로 떠올랐다.

그로부터 몇 년 동안 우리 집은 버터 대신 'I can't believe it's not butter'라는 마가린을 먹었다. 그러더니 이번에는 트랜스 지방이라는 새로운 지방의 존재가 밝혀졌다. 액체 상태인 식물성 유지를 고체로 만드는 과정에서 건강에 최악인 트랜스 지방이 생성된다는 연구 결과가 등장했다. 트랜스 지방 섭취를 2% 늘리면 심장 질환 발생 위험은 28%, 당뇨병 발생률은 39%나 증가한다고 했다. 트랜스 지방이 많은 팝콘은 절대 먹으면 안 된다는 둥, 어떤 과자에 트랜스 지방이 유독 많다는 둥 트랜스 지방이 이슈의 중심이 되었고 식품 영양 정보에 트랜스 지방이 표기되기 시작했다.

트랜스 지방이 많은 대표적인 음식인 마가린 'I can't believe it's not butter'는 그 즉시 우리 집에서 퇴출되었다. 그동안 버터를 대신하는 건강식품이라며 실컷 먹었는데, 이제 와서 몸에 안 좋다니? 뒤통수를 세게 얻어맞은 기분이었다.

식품 사업에는 전 세계적으로 이익이 복잡하게 얽혀 있다

요즘은 건강 및 다이어트와 관련한 음식에 대한 정보가 너무나 많다. 들어보면 모두 맞는 말 같다. 누구는 구석기 시대에 고기를 주로 먹었다고 주장하며 육식을 해야 한다고 한다. 또, 누구는 고기를 먹으면 심장질환과 암 발병 위험이 커진다고 한다. 누구는 과일을 먹으면 몸에 좋다고 하고 누구는 과당 때문에 과일도 먹으면 안 된다고 한다. 한쪽에서는 우유가 완전식품이라며 찬양하고, 또 다른 한쪽에서는 소젖(우유)은 송아지를 위한 것이기에 인간이 소화할 수 없고, 알레르기 등의 면역 문제를 일으킨다고 한다.

이렇게 상반된 의견이 공존하는 이유는 식품의 산업화 때문이다. 식품에는 이해관계가 복잡하게 얽혀 있다. 우유가 몸에 안 좋다고 하면 낙농업계에 비상이 걸린다. 그러면 전 세계를 샅샅이 뒤져 우유를 먹고 장수하는 집단을 찾아낸다. 누군가 설탕이 몸에 안 좋다고 하면 설탕협회가 가만히 있지 않는다. 설탕이 문제가 아니라 지방이 문제라는 연구 결과를 얻기 위해 막대한 자금을 후원한다.

특히 1960년대 미국에서 심장병으로 인한 사망률이 증가하며, 설탕과 지방 중 무엇이 심장질환을 유발하는지에 대한 논쟁이 뜨겁게 달아올랐다. 1968년 설탕협회는 설탕과 심장 건강의 연관성을 알아보는 '프로젝트 259' 연구를 후원했다. 그러나 설탕을 섭취한 쥐들이 동맥경화뿐만 아니라 방광암 발병 확률도 높아졌다는 연구 결과가 나오자, 자금 후원을 중단하고 연구를 종식시켰다. 이 사실은 50년이 지난 2017년에야 UCSF(캘리포니아대 샌프란시스코 캠퍼스)의 연구진이 폭로했다. 이렇게 식품과 관련한 편향된 연구 결과는 수십 년 동안 상식으로 자리 잡고 국가정책에까지 반영된다.

100% 믿을 수 있는 음식이 과연 존재할까?

　생선은 단백질과 우리 몸에 꼭 필요한 필수 지방산이 풍부해 몸에 좋은 음식이다. 그러나 중금속 오염, 미세 플라스틱이라는 이슈에서 자유롭지 못하다. 소고기, 돼지고기, 닭고기는 양질의 동물성 단백질의 공급원이다. 그러나 좁은 사육장에서 항생제를 투여하며 키웠다면 우리 몸의 호르몬을 교란할 위험이 있다. 햄, 소시지 등의 가공육은 가공과정에서 첨가되는 발색제 때문에 세계보건기구World Health Organization, WHO에서 1급 발암 물질로 규정했다. 과일과 채소에는 농약 문제가 있고, 유통 과정에서 곰팡이 독소가 생길 수 있다. 최근에는 초콜릿에서 납과 카드뮴 등 중금속이 검출되었다는 뉴스가 보도되었다.

　혹자는 그렇게 치면 아무것도 먹을 게 없으니 피곤하게 따지지 말고 아무거나 먹으라고 한다. 그러나 중요한 것은 양과 빈도다. 세계보건기구의 연구 결과에 따르면 하루에 가공육을 50g 이상 섭취할 때 대장암, 직장암 발병률이 18% 증가한다고 한다. 이는 곧 가공육 섭취를 하루에 50g 미만으로 제한하면 발암 위험이 낮아진다는 의미다.

　일정 기간 체내에 쌓이는 독성 유해물질의 총량을 '바디 버든body burden'이라고 한다. 유해물질의 종류는 다양하다. 식품을 통해 섭취하는 발색제·유화제·방부제 등 식품첨가물, 살충제, 납·수은·카드뮴 같은 중금속, 미세 플라스틱 모두가 유해물질로 작용한다. 이런 물질은 모두 간에서 해독 작용을 통해 분해해야 한다는 공통점이 있다. 간의 해독 능력을 넘어서는 양을 섭취하면 점점 체내에 축적되어 문제를 일으킨다. 독소가 쌓이면 건강에 해로울 뿐만 아니라 대사가 원활하지 않아 체지방도 쉽게 축적된다.

특정 음식을 절대로 먹으면 안 된다고 막는 것이 아니다. 바디버든을 넘지 않도록 과도한 섭취를 지양해야 한다. 적절한 섭취량과 빈도를 지켜 임계점을 넘지 않도록 주의를 기울이는 것이 중요하다. 모든 음식에는 장단점이 있다. 마음 놓고 먹어도 되는 음식은 없다. 아무 음식도 믿지 말고, 아무도 믿지 말고, 가능한 한 다양하게 먹어라.

우리가 과당을 조심해야 하는 이유

살찌는 체질 스위치를 켜는 과당

야생 동물들은 가을이 오면 바빠진다. 분주하게 돌아다니며 먹을 것이 거의 없는 혹독한 겨울을 대비하기 위해 만반의 준비를 한다. 가을에 최대한 많은 음식을 먹어 체지방을 저장하고, 에너지를 쓸데없이 낭비하지 않도록 기초대사량을 낮추고 활동도 줄인다. 놀랍게도 동물들은 계절에 따라 체질이 바뀐다. 여름엔 살이 안 찌는 체질로 지내다가, 신체를 긴축 재정으로 운영해야 하는 겨울에는 살찌는 체질이 된다. 몸속에 껐다 켰다 할 수 있는 살찌는 체질 스위치가 있는 셈이다.

어떻게 이게 가능할까? 바로 가을에 먹는 음식에 적응한 결과다. 동물들은 계절에 따라 먹는 음식이 달라진다. 봄에는 새순을 먹고 여름에는 푸른 잎과 조금 덜 익은 과일을 먹으며 가을에는 잘 익은 과일을 먹는다. 잘 익은 과일에서 섭취한 에너지를 최대한 몸에 많이 저장해야 겨울에 생존할 확률을 높일 수 있다. 진화 과정에서 잘 익은 과일에 들어 있는 과당 성분에 의해 살찌는 체질 스위치가 켜지는 메커니즘이 만들어진 것이다.

과당은 설탕, 꿀, 과일에 들어 있는 단당류의 일종으로 천연 탄수화물 중에서 가장 단맛을 낸다. 포도당과 과당은 둘 다 단당류로, 칼로리는 같지만 대사 과정은 완전히 다르다. 몸속으로 들어온 포도당은 에너지를 필요로 하는 모든 세포에 흡수되어 쓰인다.

반면에 몸속으로 들어온 과당은 간세포로 이동하여 여기서만 대사된다. 과당을 일정량(약 5g) 이상 섭취하면 과당을 대사하는 과정에서 아데노신인산adenosine monophosphate, AMP과 요산uric acid이라는 물질이 만들어진다. 이때부터 과당은 분해되어 에너지를 생산하는 대사에 쓰이는 게 아니라 지방으로 저장되어 간세포에 축적된다. 간세포에 지방이 점점 쌓이면 간이 제 기능을 못 해 인슐린에 대한 반응이 약해진다. 인슐린 저항성이 생기는 것이다. 과당을 섭취하되 AMP와 요산이 축적되지 않을 정도로만 섭취하면 지방이 저장되지 않는다. 과당을 무조건 먹지 않는 것은 불가능하다. 과당의 섭취량을 조절하고 천천히 흡수되는 방식으로 섭취하는 것이 중요하다.

인슐린 저항성이 생기면 똑같은 음식을 먹어도 더 쉽게 살찌는 체질이 된다. 인슐린 저항성으로 인해 같은 양의 혈당을 처리하기 위해 더 많은 양의 인슐린이 필요해지기 때문이다. 인슐린은 포도당이 지방세포에 흡수되게 하는 신호로 작용하며, 인슐린이 분비되는 동안에는 지방세포에서 에너지를 방출하지 않고 받아들이기만 한다. 즉, 인슐린 저항성이 생겨 인슐린이 많이 분비될수록 지방세포에 지방이 더 많이 쌓인다. 게다가 인슐린은 렙틴 저항성을 유발하여 체중 설정값도 높인다.

과일의 과당보다 가공식품의 첨가당이 더 무섭다

동물들은 과당을 섭취해 체지방을 더 효과적으로 저장한다. 과당을 이용해 몸을 살찌는 체질로 바꿔 든든하게 겨울 채비를 한다. 겨울에는 먹을 것이 거의 없어 강제로 금식하다 보니, 겨울이 끝난 뒤에는 아사 직전의 마른 몸이 된다. 봄이 되어 먹는 음식에는 과당이 거의 없으니 살찌는 체질도 자연스레 끝난다.

그런데 현대인들은 야생 동물이 겨울 채비를 위해 먹는 과당을 1년 내내 섭취한다. 특히 설탕과 액상과당의 형태로 섭취하는 양이 엄청나다. 설탕은 포도당, 과당이 결합한 이당류로 이루어져 있다. 액상과당은 포도당과 과당이 결합하지 않고 물에 녹아 섞여 있는 형태다. 설탕과 액상과당은 사탕수수나 옥수수의 진액을 정제하고 농축하여 만든다. 설탕, 액상과당, 물엿, 시럽 등을 통틀어 첨가당이라고 부른다.

가공식품에는 첨가당이 특히 많다. 영양정보에서 당류의 총량을 확인해 보자. 탄수화물에 포함되는 당류를 식품 성분표에 따로 표기하는 이유는 단맛을 내려고 추가한 당류가 어느 정도인지 소비자에게 알리기 위해서다. 그리고 원재료명에 첨가당이 포함되어 있는지도 확인하자. 많이 함유된 순서로 나열되는 원재료 표기에서 맨 앞 3개 안에 첨가당 성분이 있다면 그 제품은 그야말로 포도당과 과당 범벅이라고 생각하면 된다.

미국 심장협회American Heart Association, AHA에 따르면 하루에 여성은 첨가당을 25g 이하로, 남성은 37g 이하로 섭취하는 것이 좋다고 한다. 세계보건기구에서는 꿀, 과일 주스 등의 천연당과 첨가당을 합친 전체 당 섭취량을 총칼로리의 5% 이하로 줄일 것을 권고한다. 첨가당은 다양한 이름으로 표기된다. 몸에 좋을 것 같은 착각을 불러일으키는 이름도 있지만 모두 살찌는 체질로 바꾸는 첨가당일 뿐이다.

| 닥터 유주의 Q&A |

비정제 설탕은 많이 먹어도 괜찮나요?

정제당은 설탕의 원료인 사탕수수 또는 사탕무의 즙을 정제하여 미네랄, 섬유질 등의 불순물을 모두 제거하고 순도 높은 설탕만을 남긴 형태다. 비정제당은 정제과정을 거치지 않아 미네랄, 섬유질이 포함되어 있어 정제당에 비해 단맛이 덜하고 흡수가 느린 설탕이다. 그렇다고 비정제당을 '건강한 단맛'이라고 여겨 마음껏 소비해도 된다는 의미는 아니다. 비정제당은 같은 양의 정제당에 비해 흡수가 느리다는 장점은 있지만, 포도당과 과당이 잔뜩 들어간 설탕이다. 정제당이 최악이라면 비정제당은 차악일 뿐이다. '비정제당이니까 괜찮을 거야'라는 생각으로 정제당 10g 대신 비정제당 20g을 사용한다면 오히려 몸에 더 해롭다. 최선의 선택은 단맛을 줄이는 것이다.

식욕을 길들이는 식사
① 아침

어디까지나 참고용인 나의 식단

나의 아침, 점심, 저녁 식단을 소개한다. 보디 프로필을 찍을 때 먹었던 식단을 기반으로 하되, 근력을 많이 쓰는 격렬한 운동을 하지 않는 현재 상황에 맞춘 식사법이다. 꼭 먹어야 할 음식을 적절히 배치하면서도 상황에 맞춰 유연하게 적용할 수 있도록 했다. 다른 음식이 먹고 싶어지면 이 식단을 기반으로 조금씩 변경한다. 변경 폭이 너무 크면 식욕이 불안정해질 수 있어 일주일에 5일 정도는 이 식단을 충실히 따른다.

내가 맛있게 먹을 수 있으면서도 나의 체중 설정값을 안정적으로 유지할 수 있는 건강한 음식으로 구성했다. 먹어야 하는 음식과 먹고 싶은 음식이 일치하기 때문에 이렇게 먹으면 배가 고프지도 않고 스트레스도 받지 않는다. 소박하고 일상적인 음식이지만,

매일 식사시간이 기다려질 정도로 항상 맛있게 먹으며 행복하게 지내고 있다.

저마다 좋아하는 음식과 몸에서 나타나는 반응이 다르기 때문에 나의 식단을 그대로 따라 하는 것을 추천하지는 않는다. 그래도 효과는 확실한 식단이니 참고하여 자신에게 잘 맞는 식사법을 찾기 바란다.

아침에 과일을 먹으면 생기는 놀라운 변화들

나의 아침은 과일이다. 제철 과일 3~4가지를 종류별로 조금씩 먹는다. 나는 몇 년 전만 해도 과일을 좋아하지 않았다. 과일이 아무리 달고 맛있어도 아이스크림보다는 달지 않기 때문에, 과일을 먹느니 아이스크림 한 스쿱을 먹는 게 낫다고 생각했다.

과일은 식이섬유와 비타민, 미네랄 등 영양소가 풍부하고 수분도 잔뜩 함유하고 있다. 아침에 과일을 먹으면 하루에 섭취해야 할 최소한의 식이섬유 양을 챙길 수 있다. 나는 원래 변비가 심했는데, 아침에 과일을 꾸준히 먹은 뒤로 변비가 사라지고 배가 쏙 들어갔다. 그뿐만 아니라 과일에 들어 있는 식이섬유는 장내 미생물의 먹이가 되어 살찌지 않는 체질로 만들어 준다.

과일은 설탕이 잔뜩 든 가공식품에 비하면 싱겁지만, 자연에서 온 음식 중에는 단맛이 강하다. 그래서 아침에 과일을 먹으면 단맛에 대한 욕구가 어느 정도 충족된다. 첨가당으로 낸 단맛이 아닌 자연 그대로인 과일의 단맛이 그날 먹는 음식의 기준점이 되어준다. 수분이 많고 가공되지 않은 음식을 맛있게 먹으면 입맛이 순해져 자극적인 가공식품을 멀리하기가 쉬워진다.

과일은 비교적 준비가 간단해 바쁜 아침 시간에 먹기 편하다. 아무리 건강에 좋고 맛이 좋은 메뉴라도 아침부터 요리를 하기는 부담스럽다. 아침에 빵 한 개로 간단하게 끼니를 해결하던 습관을 고치려면 그만큼 간단하면서도 충분히 맛있는 음식으로 대체해야 한다. 맛있지도 않은데 요리까지 어려운 음식을 아침부터 먹으려고 하면, 간단하고 맛있는 빵의 유혹을 이기기 어렵다.

특히 아침에는 입맛이 없는데 밤만 되면 식욕이 높아져 고민이라면 아침에 먹는 과일이 도움이 된다. 음식을 먹는 시간 자체를 좀 더 이른 시간으로 앞당겨 충분한 영양소를 섭취해야 밤늦게 식욕이 높아지는 것을 예방할 수 있다. 아침에 먹는 과일은 배를 채우는 식사보다는 꼭 챙겨야 할 식이섬유를 섭취하는 영양제와 같은 개념으로 생각하자.

과일을 먹으면 살찌는 체질이 될까?

적당한 양의 과일로 섭취하는 과당이 인체에 미치는 영향은 생각보다 미미하다. 과일은 과당뿐만 아니라 수분과 식이섬유가 풍부하고, 식물 화합물의 일종인 플라보노이드를 비롯해 비타민 성분과 각종 미네랄이 가득하다. 이런 물질은 오히려 과당의 흡수를 느리게 하며 대사에도 영향을 주어 과당이 지방으로 합성되는 것을 막는다. 과일을 통째로 씹어 먹는 것에는 이득이 많다. 몸에 꼭 필요한 미량영양소를 섭취할 수 있고, 과당의 영향도 최소화할 수 있으며 무엇보다도 맛이 좋다.

하지만 농축 과즙이나 주스, 잼, 말린 과일 형태로 먹는 것은 좋지 않다. 식이섬유가 과당 흡수를 느리게 하는 효과가 사라지고, 수분이 줄어들어 과당이 농축되므로 첨가당과 유사한 효과가 나타나기 때문이다. 몸에 좋은 과일을 손쉽게 섭취하고자 마시는 과일주스는 설탕물을 마시는 것과 별반 다르지 않다.

과당 성분이 적은 과일 목록*

과당 성분이 높은 과일 (1회 제공량당 8g 이상)	과당 성분이 중간인 과일 (1회 제공량당 4~8g)	과당 성분이 낮은 과일 (1회 제공량당 4g 이하)
말린 무화과(1컵) 23g	블루베리(1컵) 7.4g	딸기(1컵) 3.8g
말린 살구(1컵) 16g	바나나 7g	체리(1컵) 3.8g
망고(반 개) 16g	오렌지 6g	스타푸르트 3.6g
청포도/포도(1컵) 12g	복숭아 6g	블랙베리(1컵) 3.5g
배 12g	천도복숭아 5g	키위 3.4g
수박(1조각) 11g	귤 5g	라즈베리(1컵) 3g
감 11g	자몽(반 개) 4g	자두 2.6g
사과 9.5g	파인애플(1조각) 4g	살구 1.3g
		프룬 1.2g
		크랜베리(1컵) 0.7g

※ 1회 제공량은 각각 표기한 분량에 해당하거나 과일 한 개

* 리처드 J. 존슨, 《자연은 우리가 살찌기를 바란다》, 최경은 옮김, 시프, 2022.

그래도 과일 때문에 살찔까 봐 걱정된다면, 과당 함유량이 적은 과일을 고르면 된다. 키위, 딸기, 자두 등은 과당이 적고 비타민C와 항산화 성분인 플라보노이드가 특히 많다.

과일을 섭취하는 방법과 시간도 중요하다. 식후에 과일을 먹으면 과일의 장점보다 단점이 더 크게 작용할 수 있다. 식후 인슐린이 많이 분비된 상태에서 과일을 추가로 먹는 건 바람직하지 않다. 이미 탄수화물 소화가 일어나고 있을 때는 과당의 소화와 흡수가 원활하지 않아 지방으로 합성될 가능성이 높기 때문이다. 배고픈 상태에서 적절한 양을 섭취할 때 과일이 주는 이득을 누릴 수 있다.

식욕을 길들이는 식사
② 점심

중요한 것은 음식 총량이 아니라, 탄수화물의 양

점심은 직장에서 먹는 경우가 많다. 점심은 한식 베이스의 일반식을 자유롭게 먹는다. 주의사항은 단 한 가지, 탄수화물 양 제한! 탄수화물을 많이 먹으면 혈당이 오르고 인슐린이 많이 분비되어 다이어트에 방해가 될 뿐만 아니라, 다시 급격히 혈당이 떨어질 때 몹시 졸리고 무기력해진다. 밥을 배부르게 먹으면 2시간 뒤 어마어마한 식곤증에 시달리고, 졸음을 이기려고 달콤한 간식이나 음료를 찾게 된다. 그렇다고 음식 자체를 적게 먹으면 너무 빨리 배가 고파지고 에너지도 부족해진다.

중요한 것은 음식의 총량이 아니라 탄수화물의 양이다. 밥의 양을 100g 정도(즉석밥 작은 공기가 130g이다)로 제한하고 반찬은 충분히 배부를 만큼 제한 없이 많이 먹는다. 나는 두부와 버섯을 굽거나 졸인 반찬을 특히 좋아한다. 숙주나물이나 시금치, 열무김치도 즐겨 먹는다. 불고기나 제육은 쌈채소와 함께 먹는 걸 좋아한다.

음식의 총량을 줄이지 않고 밥의 양만 제한하는 것이 중요하다. 먹고 난 뒤 배가 고프거나 만족감이 들지 않으면 식욕이 높아지며 다른 음식이 더 먹고 싶어진다. 오후에 식곤증이 심하다면 즉시 효과를 느낄 수 있다. 밥과 반찬의 비율을 바꾸면 오후의 컨디션이 달라지고 저녁까지 유지되는 포만감에도 차이가 생긴다.

처음에는 밥을 적게 먹는 게 어색할 수 있다. 우선 국에 있는 무, 콩나물, 시래기 같은 건더기나 버섯, 숙주나물, 콩나물, 시금치 등 많이 씹어야 하는 음식을 먼저 먹는다. 그리고 단백질이 많은 생선이나 고기, 두부, 계란말이 등을 먹는다. 식사 초반의 5분가량을 밥 없이 반찬 위주로 먹은 후 밥을 먹기 시작한다. 이렇게 하면 밥 먹는 양을 줄이기 어렵지 않다.

단, 반찬이나 국에 감자, 고구마 등의 전분이 많은 뿌리채소나 당면, 수제비 등 밀가루가 들어 있는 경우에는 밥의 양을 좀 더 줄여 탄수화물의 총량이 너무 많아지지 않도록 주의한다.

치팅 음식은 가급적이면 점심식사 시간에!

같은 양의 음식도 먹는 시간이 중요하다. 다이어트 중 치팅 음식이 당긴다면 가급적 점심에 먹도록 하자. 다이어트에 방해가 되는 음식을 점심에 많이 먹더라도 오후의 활동대사량으로 대부분 소모할 수 있다. 점심을 푸짐하게 먹으면 저녁식사량 조절도 쉬워 저녁을 샐러드로 마무리할 수 있고, 다음 날 체중 증가폭이 0.5kg을 넘지 않는다.

저녁에 푸짐한 식사를 계획하면 아침, 점심에 적게 먹다가 저녁에 입이 터지기 쉽다. 늦은 시간에 많이 먹으니 활동대사량으로 소모하기도 어렵고, 다음 날 아침까지 공복 시간이 짧아져 수면에도 영향을 준다.

치팅 음식을 좀 더 살이 덜 찌게 먹는 법

살이 덜 찌는 치팅 음식을 고르는 꿀팁은 탄수화물의 양을 조절할 수 있는 음식을 선택하는 것이다.

1. 이 음식에 밥, 면, 떡, 빵과 분리할 수 있는 다른 재료가 얼마나 들어 있는가?
2. 달고 짜고 매운 소스가 얼마나 많이 들어 있는가?

짜장면과 짬뽕 중에서는 짬뽕이 낫다. 짜장면은 건더기만 먹기 어렵고, 소스에도 설탕이 매우 많이 들어간다. 반면에 짬뽕은 건더기 위주로 먹을 수 있어 면 양을 조절할 수 있다. 덮밥과 볶음밥 중에 고민이 된다면 덮밥이 낫다. 볶음밥은 밥과 다른 재료가 골고루 섞여 있어 탄수화물만 적게 먹는 것이 불가능하고 식물성 유지 함량도 높다. 반면 덮밥은 다른 재료는 다 먹고 밥만 남길 수 있다. 김밥이나 초밥은 밥을 조금 적게 넣어달라고 부탁해 탄수화물 섭취량을 줄일 수 있다.

무조건 너무 적은 양을 먹으려고 하면 포만감이 들지 않고 입이 터질 위험이 있다. 만족감이 들 만큼 넉넉한 양을 먹되 탄수화물을 적게 먹을 수 있는 메뉴를 찾는 연습을 해보자.

식욕을 길들이는 식사
③ 저녁

샐러드도 제대로 먹으면 꽤 맛있고 배부르다

저녁으로는 가급적이면 샐러드를 배불리 먹는다. 풀때기만 먹어서 배가 안 찬다고 말한다면, 샐러드를 제대로 못 먹고 있다는 얘기다. 샐러드로 식이섬유와 단백질, 지방을 충분히 섭취할 수 있어야 한다.

식이섬유 | 양상추, 양배추, 루꼴라, 치커리, 케일, 브로콜리, 당근, 오이, 파프리카, 양파, 방울토마토, 버섯 등

단백질 | 달걀, 닭고기, 소고기, 돼지고기, 연어, 참치, 새우, 병아리콩, 렌틸콩, 두부, 버섯 등

지방 | 엑스트라 버진 올리브유, 아보카도, 아몬드, 마카다미아, 브라질너트, 호두 등

가장 맛있고 배부른 조합을 찾아보자. 요즘은 샐러드 전문점에

서 다양하고 맛있는 샐러드를 손쉽게 접할 수 있다. 드레싱에 좋지 않은 지방 성분과 당이 들어 있을 수 있지만 너무 걱정할 필요는 없다. 채소의 식이섬유와 함께 먹기 때문에 다이어트를 방해하는 성분이 흡수되는 정도가 덜하다. 샐러드가 익숙하지 않다면, 드레싱의 성분을 따지기보다 샐러드를 먹어도 맛있고 배가 부를 수 있다는 경험을 먼저 해야 한다.

샐러드와 친숙해진 뒤 드레싱을 직접 만들어 먹어도 좋고, 귀찮다면 드레싱 대신 올리브유를 뿌리고 시판 드레싱을 원래 먹으려던 양의 1/3 정도만 먹으면 된다. 올리브유의 칼로리는 신경 쓸 필요 없다. 앞서 말했듯 지방이 들어가야 지방을 대사할 수 있는 몸이 된다.

생채소가 부담스럽고 거부감이 든다면 볶아 먹거나 수프로 만들어 먹어도 좋다. 충분한 양의 식이섬유, 단백질, 지방을 배부를 때까지 먹는 게 중요하다.

저녁에는 약속이 생길 가능성이 높다. 다이어트 초기라면 가급적 약속을 자제하고 정해진 음식을 먹으며 기본기를 다지는 편이 좋다. 불가피하게 약속이 생겼는데 메뉴 선택권도 없다면 탄수화물의 양이라도 제한하기 위해 노력해야 한다.

방황은 짧게! 원래 식사로 얼른 돌아가자

이런 방식을 꾸준히 실천하면 식욕이 안정되고 몸의 신진대사가 활발해진다. 먹는 양이 줄지 않았기 때문에 기운이 없거나 영양분이 부족하거나 변비가 생기는 등 불편한 증상도 없다. 배가 고프다는 느낌이 들어도 화가 나거나 예민해지지 않는다.

나는 이제 어쩌다 살찌는 음식을 먹어도 며칠 동안만 원래 식단을 잘 지키면 48kg으로 돌아간다. 다만, 칼로리를 따지기보다 체중 설정값을 높이는 음식을 많이 먹지 않으려고 하며, 표준 식사법에서 벗어난 식사를 하더라도 아래에 정해둔 하한선을 지키려고 노력한다.

1 하루에 두 끼 이상 밀가루 섭취는 NO 아침은 브런치로 프렌치 토스트와 파스타를, 점심은 밥과 후식으로 아이스크림 크로플을 먹고서, 저녁에 마라탕과 탕수육을 먹지는 않는다. 아침으로 브런치를 먹고 싶다면 샐러드와 함께 먹고 점심과 저녁은 원래 식단에서 양을 조절해 균형을 맞춘다.

2 하루 섭취 총설탕량을 조절 디저트는 바닐라라테나 캐러멜마키아토가 아니라 달지 않은 아메리카노나 카페라테와 함께 먹는다. 달콤한 음료가 먹고 싶다면 스몰 사이즈를 주문한다. 디저트는 하루에 한 가지만 먹는다. 케이크와 마카롱, 아이스크림 등 디저트를 풀코스로 먹지는 않는다.

3 기름진 음식은 채소와 함께 치킨, 돈가스, 삼겹살 등 기름진 음

식에는 탄수화물을 줄이고 채소를 곁들인다. 지방은 탄수화물과 함께할 때 우리를 살찌우는 공범이 된다. 지방을 단독으로 먹으면 살이 많이 찌지 않는다. 탄수화물과 함께 섭취할 때 분비되는 인슐린 때문에 지방이 저장된다.

맛있지만 살찌는 음식들은 대부분 달콤한 탄수화물과 지방의 조합이다. 기름진 음식에 단맛이 나는 소스는 곁들이지 않는 편이 좋다. 양념치킨보다는 프라이드가, 돼지갈비보다는 삼겹살이 낫다. 튀김을 떡볶이와 함께 먹으면 떡볶이의 단 소스 때문에 지방이 쉽게 저장된다. 튀김이 먹고 싶다면 일식집에서 간장을 찍어 먹는 편이 낫다. 기름진 음식과 채소를 함께 먹으면 채소의 식이섬유가 지방의 흡수를 막아준다. 기름진 음식을 먹다가 느끼해서 콜라나 맥주(이 역시 당이 높은 음식들이다)를 찾는 경우가 많은데, 이때도 채소를 먹으면 느끼함이 줄어든다.

이렇게 하한선을 정해두면 음식의 유혹에 잠깐 흔들려도 짧게 방황하고 원래 식사로 쉽게 돌아올 수 있다. 나도 모르게 걷잡을 수 없이 폭식하는 일이 생기지 않기 때문에 패배감이나 자괴감이 들지 않는 것도 장점이다.

경계해야 할 것은 '에라, 모르겠다! 오늘은 마음대로 실컷 먹자!'라는 마음가짐이다.

어떤 음료를 마셔야 할까?

물
—

수분 섭취는 아무리 강조해도 지나치지 않다. 지방을 분해하는 과정에서 수분이 필요하기 때문이다. 수분이 부족하면 지방을 원활하게 분해할 수 없다. 수분이 모자란 채로 지방분해 반응이 일어나면 우리 몸의 다른 곳에서 수분을 끌어다 쓰게 된다. 그러면 수분이 부족해져 피부가 건조해지고 트러블이 생긴다. 날씬한 몸과 깨끗한 피부를 위해서도 수분 섭취는 반드시 필요하다.

차
—

수분 섭취를 늘리려면 맹물보다 차를 마시는 게 수월하다. 나는 매일 출근해서 점심 식사 전까지 약 800cc의 차를 마신다.* 차를 마시면 다음과 같은 이득이 있다.

1. 점심 전에 충분히 수분을 섭취하면 갈증과 허기짐을 혼동해 점심에 허겁지겁 먹는 것을 막을 수 있다.
2. 달콤한 음료에 길든 입맛을 바꿀 수 있다.
3. 차를 우리는 동안 차분하게 마음을 가다듬을 수 있다.

특히 달콤한 음료를 좋아한다면, 어떤 음료도 마시지 않고 참기보다 대체 행동으로 차를 마시면 훨씬 수월하다. 차를 마셨는데도 단 음료가 당긴다면 억지로 참지는 말자. 다만, 차를 충분히 마시면 음료를 마시는 양을 조절하기가 점점 쉬워진다. 천천히 줄여가면 된다.

관심도 없는 차를 무턱대고 마시려고 하면 영 내키지 않을 수 있다. 차분한 분위기의 티 전문 카페를 방문하거나 다양한 차 종류를 시음하며 내 입맛에 맞는 차를 찾는 재미를 누려보자. 취향이 생기면 매일 기분에 따라 다른 맛의 차를 고르며 하루를 시작하는 기쁨을 알게 된다.

---

* 녹차, 홍차, 우롱차 등에도 카페인이 들어 있다. 그러나 차의 카페인 성분은 카테킨, 테아닌 등의 성분 때문에 커피의 카페인보다 흡수가 느리고 훨씬 부드럽게 진행된다. 히비스커스, 루이보스, 페퍼민트, 카모마일처럼 카페인이 없는 차도 있다.

커피

아메리카노에는 다이어트를 도와주는 유익한 성분이 많다. 카페인은 지방 합성을 억제하는 작용이 있고 폴리페놀은 항산화 작용을 한다. 그렇다면 바닐라라테, 카페모카, 캐러멜마키아토처럼 설탕이 들어간 커피만 조심하고, 아메리카노는 제한 없이 마셔도 될까?

1 **커피의 이뇨 작용** 커피의 카페인은 우리 몸에서 수분을 배출하는 이뇨 작용을 하므로 아메리카노 역시 수분 섭취를 방해한다. 매우 연하게 마시거나 아메리카노를 한 잔 마실 때마다 비슷한 양의 수분을 섭취해야 한다.

2 **커피의 각성 작용** 커피를 많이 마셔도 밤에 잘 잔다는 사람도 알고 보면 수면의 질이 낮을 수 있다. 푹 자지 못하니 다음 날 또 커피를 찾는다. 조금씩 양을 줄이고 오후에 마시는 커피는 가급적 피하자.

3 **올바른 식습관 형성을 방해하는 식후 커피** 탄수화물을 많이 먹으면 식후에 나른하고 졸린다. 이런 컨디션을 불편하게 느껴야 음식의 질과 양을 조절할 필요를 실감할 수 있다. 그런데 커피로 컨디션을 억지로 끌어올리면 올바른 음식을 선택할 필요성

을 느끼지 못한다.

이와 같이 아메리카노를 너무 많이 마실 때 생기는 부작용을 인식하고, 하루에 1~2잔 이내로 제한해 보자.

탄산음료, 이온음료 등 가당 음료

가당 음료는 설탕이나 감미료가 들어간 음료를 말한다. 콜라, 에너지드링크, 과일주스, 스무디 모두 가당 음료다. 시판되는 과일주스에는 대부분 당이 추가되어 있다. 당이 추가되지 않은 생과일주스나 착즙주스는 식이섬유가 파괴되거나 제거되어, 과일을 먹는 이점보다 당류를 초과 섭취할 위험이 증가한다. 가당 음료의

음식에 따른 혈당치 변화

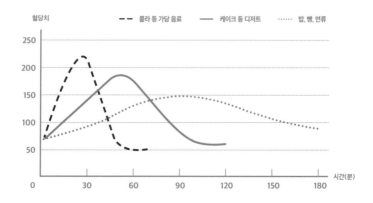

문제는 같은 양의 설탕이라도 음료 형태로 섭취하면 살이 더 찐다는 점이다. 설탕은 포도당과 과당으로 이루어지는데, 총량도 중요하지만 섭취 속도도 무척 중요하다. 포도당을 빠르게 섭취하면 혈당이 급격하게 올라가는데, 이로 인해 인슐린이 지나치게 많이 분비되는 결과를 낳기 때문이다.

똑같이 포도당 20g을 먹더라도 씹어 먹는 음식이라면 위에서 소화된 후 소장으로 천천히 내려오고 흡수도 천천히 이루어져 혈당이 서서히 오른다. 그러나 음료라면 5분 만에 호로록 마실 수 있는 데다 액체라 위를 지나쳐 소장으로 직행한다. 소장에서 빠르게 흡수된 포도당은 혈당을 급격히 치솟게 하고, 이에 따라 과량의 인슐린이 허둥지둥 분비된다. 이는 다시 혈당이 급격히 떨어지는 결과를 낳아 다른 음식을 찾는 악순환으로 연결된다. 습관적으로 가당 음료를 마시면 인슐린 과다분비가 일상적으로 일어나 인슐린 저항성과 렙틴 저항성을 일으키고 체중 설정값을 높인다.

과당 역시 마찬가지다. 과당은 포도당과 달리 소장에서 바로 간으로 이동하여 간세포에서 대사가 이루어진다. 이때 일정량 이상의 과당이 간에서 대사되면 AMP, 요산 등의 물질이 생기며 지방으로 저장된다. 간세포에 지방이 축적되며 인슐린 저항성이 발생하고 체중 설정값도 높아진다.

과당도 포도당처럼 섭취 총량과 더불어 섭취 속도가 무척 중요하다. 과당을 분해하는 효소는 소장에도 일부 존재한다. 따라서 소량으로 천천히 들어온다면 소장에서 분해할 수 있어 간에서 지방으로 저장되는 것을 막을 수 있다.

가당 음료는 끊는 것이 최선이다.

가당 음료 대신 제로 음료는 괜찮을까?

그야말로 제로 음료 전성시대다. 콜라, 사이다는 물론이고 환타, 파워 에이드 등 대부분의 음료가 제로 버전을 출시하고 있다. 제로 음료는 0칼로리를 앞세워 달콤한 맛을 즐기는 죄책감을 덜어낸다. 포도당, 과당 등의 탄수화물이 없어 인슐린 분비에도 거의 영향을 주지 않는다. 그러나 제로 음료는 반드시 끊어야 한다. 제로 음료의 인공감미료 역시 체중을 증가시키기 때문이다.

미국 퍼듀대학교 섭식 행동 연구센터의 테리 데이비드슨과 수전 스위서스 박사는 쥐에게 각각 사카린* 또는 포도당이 든 요거트를 주는 실험을 했다. 실험 결과, 사카린이 든 요거트를 먹은 쥐의 체중이 포도당이 든 요거트를 먹은 쥐보다 29% 더 늘어났다. 인공감미료는 칼로리가 없어서 살찌지 않는다는 것은 거짓말이다. 인공감미료의 강한 단맛을 접하면 단맛에 대한 갈망이 더 높아진다.

---

* 1897년에 발견되어 가장 오래된 인공감미료인 사카린은 설탕보다 300배 단맛을 내는데 칼로리는 없어서, 20세기 초 당뇨병 환자들에게 설탕 대체제로 사용되었다. 1970년대에 동물 연구를 통해 발암 물질로 분류되며 식품업계에서 사용이 금지되었으나, 이후 연구에서 암 발병과 관련이 없다고 밝혀지며 여러 제품에 인공감미료로 사용되고 있다.

또한, 인공감미료가 든 음식만 먹으면 식욕 조절 시스템이 고장 난다. 우리 몸은 진화과정에서 단맛을 곧 에너지로 인식하도록 프로그래밍되었다. 혀에서 단맛을 느끼고 뇌에서 이것을 감지하면, 우리 몸은 에너지가 곧 들어오리라 예상하고 신체 에너지를 배분한다. 그런데 텅 빈 에너지인 인공감미료로는 들어오는 에너지가 없다. 마치 월급이 들어올 것을 예상해 이것저것 지출했는데 알고 보니 장난감 돈인 상황이다. 그러면 우리 몸은 어떻게든 식욕을 높여 진짜 에너지를 내는 음식을 먹을 수밖에 없다.

이런 상황이 반복되면 실제로 에너지가 있는 설탕을 먹을 때조차 이 단맛을 신뢰할 수 없게 된다. 제로 음료를 마시면 뇌의 식욕 조절 시스템이 고장 나서 시도 때도 없이 음식을 먹고 싶어진다. 게다가 제로 음료는 막대한 양의 호르몬과 효소를 만들며, 신체 대사에 큰 영향을 끼치는 장내 미생물에도 좋지 않은 영향을 준다.

우리 몸은 복잡하고 섬세하다. 0칼로리라는 단순한 사실 한 가지로 먹어도 살찌지 않을 거라고 쉽게 생각하면 안 된다. "0칼로리니까 가볍게 즐겨라"라는 말에 속아 넘어가지 말자.

다이어트 중에 술 마셔도 되나요?

술은 칼로리가 문제가 아니다

"술 마셔도 돼요?"

다이어트 상담할 때 정말 많이 듣는 질문이다. 술은 다이어트에 어떤 영향을 줄까? 술 마시면서 살을 뺄 수는 없을까? 술을 마시면 왜 유독 아랫배가 나올까? 소주, 맥주, 와인, 사케, 막걸리 중에서 그나마 살이 덜 찌는 술은 뭘까? 술 먹을 때는 어떤 안주를 먹어야 할까?

알코올을 봄베 열량기*에 넣고 태워 열량을 측정하면 1g당

---

* bombe calorimeter, 밀폐된 용기 안에서 물질을 급속히 연소시킬 때 발생하는 열량을 측정하는 장치다. 주로 고체, 액체 연료나 식품의 연소열 및 발열량을 측정한다.

7kcal로, 1g당 4kcal인 탄수화물이나 단백질보다 많은 열량을 낸다(지방은 1g당 9kcal). 그러나 알코올을 섭취했을 때 칼로리 때문에 살찌는 것은 결코 아니다. 칼로리 때문에 살찐다면 알코올 중독자들은 모두 비만이어야 한다. 하지만 알코올 중독자 중에는 깡마른 사람이 많다.

사실 술의 칼로리는 중요하지 않다. 맥주와 소주, 와인의 칼로리 비교는 무의미하다. 탄수화물, 지방, 단백질과 아예 다른 알코올의 대사가 살찌는 원인이다.

술이 들어가면 탄수화물이 당기는 이유

탄수화물, 지방, 단백질은 분해되며 ATPadenosine triphosphate(아데노신3인산)를 합성해서 에너지를 만든다. 반면에 알코올은 몸에 들어가면 ATP를 합성하지 않고 아세트알데히드를 거쳐 최종적으로 아세트산으로 분해된다. 아세트알데히드는 독성이 있는 화학물질로, 이 물질 때문에 취하고 얼굴이 벌겋게 달아오른다. 아세트산은 식초에도 들어 있는 성분으로, 술 마신 다음 날 시큼한 술 냄새가 나게 하는 화학물질이다.

알코올은 안전한 에너지원이 아니라 몸에 해로운 독이기 때문에 간에서 빠르게 다른 물질로 분해된다. 간에서 알코올을 분해하려면 당이 필요하므로 혈당이 급격히 소모된다. 혈당이 갑자기 낮아지면 우리는 당이 떨어진 느낌을 받아 탄수화물이 가득한 안주를 주문하고 싶어진다. 술에 취하면 크림 파스타나 라면 같은 안주가 먹고 싶어지는 이유다.

알코올은 게다가 스트레스 호르몬으로 알려진 코르티솔 분비를 촉진한다. 코르티솔 때문에 내장지방 합성이 촉진되며 아랫배가 나온다. 또, 알코올은 신경독소로 작용해 치매의 원인이 된다.

과음할수록 잘못된 음식을 선택한다

술자리는 보통 저녁에 시작되어 늦은 밤이나 새벽까지 지속된다. 그래서 술을 마시면 24시간 중 음식을 섭취하는 시간 자체가 굉장히 길어진다. 적절한 공복 시간 유지는 우리 몸에서 분비되는 인슐린의 양을 줄이고, 체지방을 에너지로 쓰게 해 대사 유연성*을 높인다. 게다가 술 마신 다음 날은 식욕이 매우 불안정하고, 술기운을 몰아내는 음식을 아침부터 잔뜩 먹기 십상이다.

술을 마시면 알코올이 혈액에 녹아 뇌로 전달된다. 원래 뇌는 다른 물질의 출입을 엄격하게 통제하는데, 알코올은 크기가 너무 작아서 자유롭게 뇌의 내부까지 들어간다. 알코올은 측좌핵으로 흘러 들어가 도파민을 분비시킨다. 도파민은 알코올을 마시면 즐겁다고 여겨 더 많이 마시고 싶게 한다. 내가 술을 마시는지 술이 술을 마시는지 알 수 없는 상황에서, 술의 양과 먹는 음식의 질을

---

* 지방과 탄수화물(포도당) 모두를 필요에 따라 에너지로 유연하게 사용할 수 있는 건강한 대사 능력.

조절하기는 불가능에 가깝다.

술이 잘 들어가는 체질일수록 과음하기 쉽다. 다이어트를 할 때만큼은 한 달에 두 번 이하로 술자리를 줄이도록 노력하자. 그리고 술을 마신 다음 날에는 공복 시간을 늘리기 위해 아침식사를 늦게 하는 편이 좋다. 해장을 위한 음식보다는 수분을 충분히 섭취하고, 평소와 식욕이 다르다는 것을 먼저 인지해야 한다. 해장을 핑계로 아침부터 먹고 싶은 걸 그대로 먹을 게 아니라 '술을 마셨더니 식욕이 이렇게 불안정해지는구나', '날뛰는 식욕은 정말 참기 어렵구나'라는 사실을 인식하고, 다음에는 술을 자제하도록 노력해야 한다.

술은 수면의 질에도 영향을 준다. 술을 마시면 잠들기는 쉽지만 숙면은 오히려 어렵다. 술을 마시며 섭취한 음식 때문에 위장관이 꽉 차 숙면에 방해가 된다. 질 좋은 수면을 취하지 못하면 컨디션에 영향을 받고 식욕도 불안정해지기 쉽다.

술을 마시고 귀가한 뒤 샤워하면 술이 빨리 깨고 잠도 깊게 잘 수 있다. 샤워도 못 할 만큼 과음하지 않도록 유의하자.

다이어터가 마셔도 괜찮은 술과 안주

다이어트 할 때 꼭 술을 마셔야 한다면 증류주나 단맛이 적은 와인이 그나마 낫다. 증류주는 얼음이나 탄산수에 희석하면, 마시는 속도 조절도 쉽고 수분 섭취도 함께 할 수 있다. 안주는 양념이

강한 음식, 튀긴 음식, 면류는 피하고 담백한 맛으로 고르는 편이 좋다.

나는 주로 소주는 사시미, 타코 와사비, 야키토리, 맑은 국물의 나베와 함께 먹는다. 와인은 감바스, 소고기 카르파치오, 샐러드, 담백하게 구운 버섯이나 채소 등과 먹는다. 이런 안주는 온도에 따른 맛 차이가 덜해서 천천히 먹어도 된다는 장점이 있다.

저는 샐러드가 싫어요!
채소도 못 먹어요!

나도 원래는 브로콜리 극혐러였다

몸에 좋은 음식이라 먹어야 한다고 머리로는 알아도 도저히 먹고 싶지 않은 음식들이 있다. 나는 브로콜리를 싫어했다. 마치 작은 나무를 입안에 넣는 것 같은 식감이 역겨웠다. 그런데 삿포로를 여행하다 수프카레에 든 브로콜리를 통해 신세계를 경험했다. 내가 싫어하는 뻣뻣한 식감은 사라지고, 익힌 채소의 구수한 맛과 수프카레의 향긋한 풍미만이 입안 가득 퍼졌다. 도대체 브로콜리에서 어떻게 이런 맛이 날 수 있는지 신기해서 조리법을 물어봤다. 셰프가 주방에서 나와 브로콜리를 오븐에 굽고 마지막에 수프카레를 부었다고 설명했다.

'단지 그런 조리법만으로 이런 맛이 난다고?'

한번 마음이 열리니 그 뒤로는 데친 브로콜리도 꽤 먹을 만했다. 더 이상 예전처럼 브로콜리가 싫지 않았다.

인류는 세상의 모든 음식을 먹을 수 있는 잡식동물이다

지구상의 모든 동물 중 인간의 서식지가 가장 넓다. 인간은 시베리아에서도 사막에서도 살아남는다. 반면에 인간을 제외한 많은 동물들은 특정한 서식지에만 산다. 동물들이 쉽게 서식지를 옮기지 못하는 이유 중 하나는 정해진 음식만을 먹을 수 있기 때문이다. 개미핥기는 기다란 혀로 개미굴 속에 있는 흰개미를 핥아 먹으며 산다. 코알라는 유칼리나무 숲에 살며 유칼리나무 잎을 먹는다. 개미핥기를 흰개미가 없는 곳으로, 코알라를 소나무 숲으로 이주시키면 먹을 게 없어서 생존하지 못한다.

약 6만 년 전 지구에 갑자기 기후 이상이 일어났다. 날씨가 추워져 먹을 것이 부족해지자, 인류는 살던 곳을 버리고 먹을 것을 찾아 나서야 했다. 여정 끝에 새로이 도착한 곳에서 인류는 처음 보는 음식을 입에 넣는 도전을 하거나 굶어 죽는 수밖에 없었다. 새로운 음식 먹기를 끝끝내 거부한 인류는 도태되었고, 용감하게 입으로 가져간 인류는 살아남았다. 우리는 그런 인류의 자손이다. 개미밖에 먹을 줄 모르는 개미핥기와 달리 우리는 세상의 거의 모든 음식을 먹을 수 있는 잡식동물이다.

내가 좋아하는 음식은 운명으로 정해진 것이 아니다

음식에 대한 선호는 언제든 바뀔 수 있다. 평생 굴을 맛있게 먹었던 사람도 어쩌다 한 번 굴을 먹고 심한 배탈로 2박 3일 동안 굴맛이 나는 토를 하고 나면 굴이 싫어질 수 있다. 굴맛을 좋아하게 타고났다면 굴맛이 나는 토를 해도 아무런 영향이 없어야 한다. 음식 맛을 느끼는 혀의 미각세포보다 그 음식에 대한 좋은 기억을 얼마나 쌓아왔느냐가 더 강력하다.

우리는 성인이 될 무렵까지 약 3만 3,000가지의 음식과 관련된 경험을 한다고 한다. 이런 경험과 기억을 바탕으로 특정한 음식을 좋아하거나 싫어하게 된다. 건강에 좋고 살이 빠지는 데 도움이 되는 대부분의 음식은 유전자에 따라 좋고 싫고가 정해지는 것이 아니다. 잡식동물인 인간이 좋아하는 음식과 싫어하는 음식은 언제든지 달라질 가능성이 있다(물론 오이나 고수 같은 음식의 맛을 특별히 더 역하게 느끼는 유전자를 가진 경우는 예외다).

어떤 음식이든 맛과 영양에서 장단점이 있다. 폭넓게 음식을 먹을수록 우리에게는 선택지가 많아진다. 온갖 종류의 다채로운 친구들은 거들떠보지 않고 항상 떡볶이라는 친구하고만 놀고 싶어 하는 태도는 좋지 않다. 다른 음식들과 많이 놀면 놀수록 오히려 떡볶이만의 고유한 매력을 발견할 수 있다. 그리고 꼭 떡볶이랑 놀아야 할 때 더 즐겁게 놀 수 있다.

비호감 음식에 호감이 가게 하는 방법

야생의 인류는 먹을 수 있는 것과 먹을 수 없는 것을 식별해야 했다. 아무 음식이나 겁 없이 입안에 넣었다면 독버섯을 먹고 세상을 떴을 것이다. 신중하게 먹을 것을 선택한 인류가 살아남았고, 우리는 그 습성을 물려받은 후손이다. 새로운 음식에 거부감을 느끼는 이유는 그 음식의 맛이 싫어서가 아니다. 익숙하지 않은 음식을 먹었다가 봉변을 당할까 봐 두렵기 때문이다.

우리에게는 처음에는 싫어했던 음식의 맛도 반복해서 먹으면 좋아할 수 있는 신기한 학습 능력이 있다. 처음 맛본 커피나 맥주에 실망했지만, 반복해서 먹는 동안 점차 즐기게 되는 경우가 그러하다. 먹다 보면 나아진다. 우선 마음을 열고 새로운 음식을 입안에 넣어보자. 아무 일도 생기지 않는다(알레르기가 있는 경우는 제외!). 좋고 싫음을 성급히 판단하려 하지 말고 일단 여러 번 먹어보자. 나처럼 수프카레 속에 든 브로콜리라는 맛있는 경험과 함께 의외의 발견을 할지도 모른다.

그래도 싫은 건 싫은 것이다

반복해서 먹거나 강렬한 좋은 기억만으로 모든 음식을 좋아하게 될 수는 없다. 내가 어떤 음식을 계속 싫어한다면 거기에는 타당한 이유가 있다.

나는 토마토는 괜찮은데 방울토마토는 영 별로였다. 왜 그럴까? 곰곰이 생각했다. 토마토는 괜찮으니 단순히 맛 때문이라고 할 순 없었다. 토마토와 방울토마토를 먹으며 어떤 부분이 싫은지 살펴보고 알아냈다. 방울토마토의 껍질 때문이었다! 토마토에 비해 방울토마토는 껍질이 질긴 편이다. 이 껍질이 잘 안 넘어가고 입천장에 들러붙고, 이 사이에 끼기라도 하면 너무나 성가셨다. 통째로 입에 넣고 씹을 때 껍질이 터지며 내용물이 발사되는 것도 싫었다.

내가 방울토마토를 싫어하는 이유를 명확하게 깨닫자 속이 시원했다. 어떤 음식을 좋아하지 않는다면 뭉뚱그려 생각하지 말고 그 음식의 정확히 어떤 면이 거슬리는지 파악해 보자.

싫은 점을 구체적으로 찾으면 해결 방법을 찾을 수 있다. 방울토마토의 다양한 품종 중 껍질이 덜 질긴 것을 고르니 한결 나았다. 방울토마토를 살짝 익히면 껍질이 연해져 괜찮았다. 샐러드를 먹을 때 방울토마토를 반으로 자르기만 해도 훨씬 손이 잘 갔다(토마토 속이 발사되지 않는다). 나는 여전히 방울토마토 껍질은 싫어하지만 방울토마토는 맛있게 먹는 사람이 되었다.

같은 음식을 먹어도
이렇게 먹으면 살이 덜 찐다

음미하는 식사법을 알려준 스시 오마카세

처음 스시 오마카세를 간 날의 기억이 아직도 생생하다. 스시는 내가 그다지 선호하는 음식이 아니었고, 오마카세가 뭔지도 몰랐다. 무슨 일이 펼쳐질지 모른 채 자리에 어리둥절하게 앉아 있었다.

셰프님이 초밥을 한 피스씩 만들어주며 생선 이름과 어떻게 먹어야 맛있는지 설명해 주셨다. 귀를 쫑긋 세워 설명을 들었다. 입 안에 넣자마자 너무 맛있어서 눈이 번쩍 뜨였다. 생전 처음 먹어보는 어마어마한 감칠맛이었다.

최대한 오랫동안 맛을 느끼려고 천천히 꼭꼭 씹어 먹었다. 내 혀에 닿지 않고 목구멍으로 넘어가는 부분이 조금도 없이, 맛을 온전히 느끼고 싶었다. 삼키기 아쉬워 되새김질이라도 하고 싶은 심정이었다. 어떤 것은 간장을 찍고, 어떤 것은 소금을 찍고, 또 어떤 것은 손으로 받아 먹으며 셰프님이 먹으라는 대로 충실히 먹었다. 한 번 지나가면 다시 먹을 수 없으니, 저절로 맛을 음미하게 되었다. 이렇게 맛있는 음식을 먹을 수 있다니! 행복을 넘어 경건한 마음마저 들었다.

그 뒤로도 가끔 스시 오마카세에 가는데, 가기 전에는 배고파도 꾹 참고 배 속을 텅텅 비운다. 맛있게 못 먹는 불상사를 막기 위해서다. 오늘은 어떤 즐거운 식사를 할까 고대하며 마음까지도 정갈하게 가다듬는다. 식사에 온전히 집중할 수 있도록 화나는 일이나 스트레스받는 일이 있어도 흥분을 가라앉힌다.

이렇게 먹으니 맛이 없으려야 없을 수가 없다.

한 끼 식사에서 충분한 만족감을 느껴야 한다

똑같은 음식이라도 허겁지겁 먹으면 도무지 먹은 것 같지가 않다. 식욕이 충족되지 않아 다른 음식이 또 먹고 싶어진다. 식사를 통해 충분한 만족감을 느끼고 식욕을 충족하려면 먹는 방법에도 신경 써야 한다.

스시 오마카세에서 밥을 먹을 땐 스마트폰을 보지 않는다. 몇 번 씹지 않고 꿀떡 삼키지도 않는다. 먹기 전에 무슨 생선이 어떻게 생겼는지 관찰한다. 생선마다 언제가 제철이며, 무엇과 곁들여 어떻게 먹어야 맛있는지에 대한 설명에 귀를 기울인다. 평소 좋아하지 않던 식재료에도 과감하게 도전해 본다. 매 순간에 집중하여 내 입안에서 느껴지는 감각을 음미한다. 같이 먹는 사람과 맛에 대한 감상을 나누기도 한다. 초밥이 몇 피스 남았는지에 따라 밥의 양을 줄이거나 늘리며 배부른 정도를 조절한다. 맛있는 식사를 만들어준 셰프에게 감사함을 표현한다.

이렇게 먹는 방법이 바로 '마인드풀 이팅mindful eating'이다. '마인드풀'이란 현재 순간에 집중하여 감정, 생각, 신체 감각을 오롯이 느끼고 수용하는 것을 의미한다. '마인드풀 이팅'은 식사에 집중하며 음식을 먹는 행위에서 오는 신체 감각, 감정, 생각을 자각하는 식사법이다.

폭식 조절에 탁월한 마인드풀 이팅

마인드풀 이팅은 체중감량 효과도 있다. 한 연구 결과에 따르면 식단과 운동 없이 마인드풀 이팅만으로 과체중인 실험 참가자의 86%가 체중 감량에 성공했다고 한다. 그리고 마인드풀 이팅은 스트레스성 폭식을 조절하는 데 탁월한 효과가 있다.

마인드풀 이팅을 하면 "언제 다 먹었지?"라며 허무해하는 일은 생기지 않는다. 먹는 행위에 오롯이 집중하고 내가 무엇을 하고 있는지 인식하며 식사하기 때문이다. 이렇게 내 몸과 마음에 주의를 기울이다 보면 스스로를 더 잘 알게 된다. 우리는 스스로를 잘 안다고 착각하지만, 세심하게 관찰하지 않으면 내가 어떤 상태인지 알기 어렵다. 나를 잘 파악하는 데도 연습과 훈련이 필요하다.

이 훈련은 매 식사에서 배고픔과 배부름, 맛있음을 느끼는 것으로 시작할 수 있다.

마인드풀 이팅을 하면 같은 음식을 먹어도 더 맛있고 즐겁게 먹을 수 있다. 음식을 천천히 먹으니 과식이나 폭식을 막을 수 있고 소화도 잘된다. 이 음식이 어디에서 어떻게 왔는지, 얼마나 많은 사람의 손을 거쳤는지 생각하다 보면 음식에 감사한 마음을 가지게 된다. 어떻게 만들어졌는지 짐작하기 어려운 가공식품보다는 신선하고 영양소가 풍부해 건강한 음식의 선호도가 높아진다.

먹는 음식을 당장 바꾸기 어렵다면, 먹는 방법부터 마인드풀 이팅으로 바꿔보자. 나도 모르는 사이에 음식을 대하는 생각과 태도가 달라질 것이다.

마인드풀 이팅 실천법

1. 음식을 먹기 전에 충분히 관찰한다.

2. 지금 나의 몸과 마음이 어떤 상태인지 체크한다.

3. 음식을 입에 넣고 천천히 씹으며 풍미를 느낀다.

4. 지금 입안에 든 음식을 음미한 뒤 다음 한 입을 먹는다.

5. 음식을 먹을 때마다 내 몸과 마음이 어떻게 달라지는지 살핀다.

6. 음식을 먹으며 TV나 스마트폰을 보지 않는다.

7. 음식에 감사한 마음을 갖는다.

빨리 먹어야 맛있는 음식의 비밀

너무 빠른 눈과 입과 손의 협응 능력

음식을 천천히 먹으면 좋다는 것은 누구나 안다. 하지만 막상 음식을 먹기 시작하면 속도를 조절하기가 어렵다. 맛있으면 맛있을수록 더 빨리 먹게 되고 정신을 차려보면 이미 눈앞의 음식은 없어진 뒤다. 이렇게 빠른 속도로 음식을 먹으면 아무래도 먹는 양이 늘어난다. 살을 빼기 위해 음식의 양을 무조건 줄여야 하는 것은 아니지만 체중 설정값을 높이는 신호로 작용하는 음식은 적게 먹을수록 좋다.

식사시간을 늘리는 6가지 실천법

음식을 먹는 행위는 눈과 손과 입의 조화로운 협응 동작이다.

눈으로 음식을 보고 손으로 집어 입안으로 가져간 뒤 씹어서 삼킨다. 음식을 천천히 먹기 어려운 이유는 이 협응 동작이 동시에 일어나기 때문이다. 각각 따로 움직이게 하면 침착하게 음식을 먹을 수 있다.

1 음식을 씹는 동안 잠시 눈을 감는다 우리는 너무 맛있는 음식을 먹으면 본능적으로 "음" 하며 눈을 지그시 감는다. 시각정보와 미각정보를 동시에 처리하면 미각을 온전히 느낄 수 없다. 입안에는 된장찌개가 들어 있는데 눈으로는 고기반찬을 보면 된장찌개의 맛을 제대로 느끼기 어렵다. 평소 음식을 먹을 때도 잠깐 눈을 감고 맛을 느껴보자.

2 손과 입을 동시에 움직이지 않는다 입안에 음식이 있는 동안 입안의 감각에 집중하여 음식을 최대한 음미한다. 혀에서 느껴지는 감각에 집중하려면 모든 동작을 멈출 필요가 있다. 음식을 한 입 넣고 다 씹을 때까지 수저를 내려놓거나 양손을 깍지 끼고 기다려보자. 다 씹어서 삼킨 뒤 다시 손을 움직여 다음 한 입을 입안에 넣으면 된다. 처음에는 답답해도 몇 번 하다 보면 자연스럽게 식사할 수 있다.

3 씹는 횟수를 정한다 오른쪽으로 10번, 왼쪽으로 10번 씹은 후 전체적으로 5번 더 씹으려 노력해 보자. 음식을 꼭꼭 씹으면 포

만감이 느껴지고 소화가 잘된다. 인슐린 분비도 촉진되어 혈당이 서서히 올라간다. 양쪽으로 골고루 씹는 것은 얼굴형에도 아주 중요하다. 한쪽으로만 음식을 씹는 경우가 많은데, 시간이 지날수록 턱관절에 변형이 오며 얼굴형이 틀어진다.

4 **한 입의 양을 조그맣게 줄인다** 유달리 입안 가득 음식을 채워 먹기를 좋아하는 사람들이 있다. 입안에 꽉 찬 느낌과 침에 희석되지 않는 강한 맛을 좋아하기 때문이다. 하지만 그렇게 먹으면 먹는 시간이 짧아질 수밖에 없다. 도넛 한 개를 2분 만에 먹으면 2분 동안 짧고 굵게 행복하지만, 도넛 한 개를 10분 동안 먹으면 10분 동안 행복하다.

게다가 미각세포는 대부분 혀에 있기 때문에 혀의 면적 이상으로 너무 많은 음식을 한꺼번에 넣으면 그 음식을 100% 즐길 수 없다. 혀에 닿지도 않은 채 목구멍으로 넘어가 버리는 음식이라니, 왠지 억울하지 않은가?

5 **거울을 보며 내가 음식을 먹는 모습을 관찰한다** 스마트폰의 전면 카메라(셀카 모드)로 촬영하며 먹어도 도움이 된다. 카메라에 찍히고 있다는 생각에 좀 더 침착하게 음식을 먹으려 의식적으로 노력하게 된다. 또, 영상을 통해 턱을 내밀며 씹거나 한쪽으로만 씹거나 입을 꼭 다물지 않거나 하는 습관을 발견하고 개선할 수 있다.

6 음식을 먹는 첫 5분만이라도 신경 쓴다 위에서 말한 내용을 모두 지키며 음식을 먹으려고 하니 너무 답답하다고 생각할 수 있다. 음식 먹는 속도가 처음부터 끝까지 계속 느릴 필요는 없다. 음식을 먹는 첫 5분 동안 침착하게 먹는 것이 중요하다. 음식을 먹기 시작할 때 음식 맛이 가장 강하게 느껴지기 때문에 흥분하기 쉽고 더 빨리, 더 많이 먹고 싶다는 충동이 들기 쉽다. 이때 정신없이 음식을 욱여넣지 말고, 천천히 음미하며 먹으면 그 뒤에는 일부러 속도를 조절하지 않아도 괜찮다.

음식을 씹는 행위 자체가 인슐린 분비를 촉진한다. 식사 초반에 음식을 천천히 꼭꼭 씹어 먹으면 인슐린이 원활하게 분비되어 혈당이 천천히 오른다. 꿀떡꿀떡 삼킬 수 있는 밥보다 여러 번 씹지 않으면 잘 삼킬 수 없는 고기나 채소 같은 음식을 식사 초반에 먹으면 도움이 된다.

양 조절이 필요한 음식일수록 천천히 먹으면 맛이 없다

음식을 천천히 먹으면 오히려 맛이 없다고 싫어하는 사람들이 있다. 맞다. 그러나 모든 음식이 다 그렇지는 않다. 세상엔 천천히 먹어도 맛있는 음식도 있고, 천천히 먹으면 맛이 없어지는 음식도 있다.

인공적인 맛이 많이 나는 가공식품은 특히 온도가 중요하다. 편의점에서 파는 라면이나 짜파게티, 소시지 등은 뜨거울 때 먹으면 맛있지만, 식은 뒤에 먹으면 숨어 있던 화학적인 맛이 확 느껴진다.

아이스크림과 프라푸치노, 스무디도 온도가 아주 중요한 음식이다. 꽁꽁 얼어 차가운 아이스크림과 녹아서 끈적끈적한 아이스크림은 아예 다른 음식이다. 차가운 아이스크림에서는 지방이 많은 것을 체감할 수 없지만, 녹은 아이스크림은 한눈에 보기에도 미끄덩하고 기름기가 많다. 프라푸치노나 스무디도 시간이 지날수록 얼음이 녹으면서 맛이 달라진다.

강한 양념 맛으로 먹는 떡볶이나 짜장면, 찜닭, 아귀찜 같은 요리도 급하게 빨리 먹어야 맛있어서 많이 먹게 되는 음식이다. 찜닭이나 아귀찜처럼 양념이 강한 단백질 음식은 밥도 많이 먹게 된다. 염분 섭취가 많아지는 것도 바람직하지 않은데 탄수화물 섭취까지 늘어나니 체중 설정값이 높아진다.

면 요리는 뜨거울 때 먹지 않으면 불어서 식감도 맛도 없어진다. 특히 면치기를 하면 한입에 많은 양을 먹게 된다. 밀가루 음식은 체중 설정값을 높이는 음식이므로 양 조절을 하는 것이 중요하다. 숟가락에 올라갈 정도의 양으로 한 입의 크기를 제한해 보자. 한 입을 적게, 천천히 먹다 보면 언젠가는 면을 적당히 먹고 남기는 경지에 이를 수 있다.

빨리 먹어야 맛있는 음식의 대부분이 양을 조절할 필요가 있거나 가급적 먹지 않아야 하는 음식이다. 안 좋은 것을 알지만 너무 맛있어서 그간에는 끊을 수 없었더라도 천천히 먹는 습관을 들이면 멀리할 수 있다.

천천히 먹을수록 맛있는 음식을 발견하라

천천히 먹어도 맛있는 대표적인 음식은 샐러드와 과일로, 시간이 좀 지나도 맛에 차이가 나지 않는다. 밥과 반찬을 골고루 먹는 것도 비교적 시간의 영향을 덜 받는다. 산채비빔밥이나 김밥은 천천히 먹어도 맛이 거의 변하지 않는다.

채소와 고기와 탄수화물이 골고루 들어간 샌드위치나 포케 같은 음식은 오히려 너무 뜨겁거나 차가우면 맛이 없다. 식재료 본연의 맛을 살린 건강한 음식은 천천히 먹어도 충분히 맛이 좋다. 천천히 먹는 법을 터득하면 자연스레 건강한 음식의 호감도를 올릴 수 있다.

식후 디저트 먹는 습관 고치기

디저트를 끊으려면 아예 새로운 행동 양식이 필요하다

식습관은 고치기 어렵다. 이제껏 밥을 먹고 항상 달콤한 케이크나 쿠키 등의 디저트를 먹었다면, 갑자기 뚝 끊기는 쉽지 않다. '디저트를 한 입만 먹을까?' 하다가도 자기도 모르게 한 개를 다 먹게 된다. 디저트를 먹으며 살아온 사람이 디저트 없이 사는 것은 마음만 먹는다고 되는 일이 아니다.

완전히 새로운 행동 양식을 익혀야 가능하다.

1 디저트를 대신할 다른 음식 남자친구와 헤어지고 혼자 집에만 있으면 우울하고 남자친구가 더 보고 싶다. 이럴 때는 다른 사람을 만나는 것도 도움이 된다. 단, 새로 만나는 사람이 충분히 좋은 사람이어야 한다. 디저트 대신 다크초콜릿이나 무설탕 코

코넛칩, 견과류 같은 음식을 먹어보자. 물론 달콤한 디저트만큼 맛있지는 않겠지만, 이런 음식을 먹고 나면 식욕이 조절되어 디저트를 잊는 데 도움이 된다.

2 **밥을 먹자마자 하는 양치질** 밥을 먹은 후 입안의 느낌이 디저트를 먹고 싶게 하는 신호로 작용할 수 있다. 김치찌개를 먹은 후 아이스크림을 먹으면 더 달고 시원하다. 이런 유혹을 뿌리치려고만 하지 말고, 김치찌개를 먹고 난 입안의 상태를 양치질을 통해 치약 맛이 나는 상태로 바꿔보자. 입에서 치약 맛이 나면 디저트 생각이 줄어들고, 디저트를 먹으면 양치질을 또 해야 한다는 심리적 장벽까지 만들 수 있어 효과적이다.

3 **식사 종료를 알리는 나만의 식후 세리머니** 나는 집에서 밥을 먹고 난 뒤 곧바로 설거지하는 것을 좋아한다. 10~15분간 설거지를 하면 식사가 완전히 종료되었다는 느낌도 들고 어느새 배도 부르다. 점심식사 후에는 양치질을 하고 핸드크림을 바르고 립메이크업을 수정한다. 핸드크림 냄새를 맡으며 립메이크업까지 깔끔하게 수정하면, 먹는 행위가 완전하게 종결되었다는 느낌이 든다.

4 **그래도 디저트가 먹고 싶다면 1~2시간 뒤** 밥을 먹자마자 디저트를 먹으면 혈당이 급상승하고, 이에 따라 인슐린이 급격히 분비

된 후 혈당이 급격히 하락하는 혈당의 롤러코스터를 타게 된다. 이렇게 혈당이 많이 올랐다가 떨어지면, 당이 떨어지는 느낌이 들며 곧바로 다른 음식이 또 생각난다. 지금 당장 참으면 1~2시간 뒤 출출할 때 디저트를 요긴하게 먹거나, 안 먹고 넘어갈 수도 있다. 혈당의 롤러코스터를 타지 않았기 때문에 인슐린 저항성이 생길 가능성도 낮아진다. 즉, 살찌는 체질이 되는 것을 조금이나마 막을 수 있다.

먹고 싶을 때 바로 먹는 것과 자제력을 발휘해 나중에 먹는 것에는 이처럼 큰 차이가 있다. 음식에 질질 끌려가지 말고, 내가 먹는 음식을 내 의지로 조절하는 능력을 키워야 한다.

5 모두 실패했다면 15분간 산책 매번 성공할 수는 없다. 앞의 내용들을 다 시도하며 노력했지만, 식사 후 곧바로 디저트를 먹었을 수 있다. 이 경우에는 응급처치로 15분간 산책을 하자. 음식을 먹은 뒤 근육을 바로 움직이면 근육으로 포도당이 흡수되어 급격한 혈당 상승을 그나마 막을 수 있다.

과자를 먹으려면 이렇게 먹어라

왜 과자 봉지를 열면 늘 '순삭'일까?

과자는 아무렇게나 주워 먹기 안성맞춤인 음식이다. 봉지에 대충 손을 넣어 집히는 대로 꺼내 입으로 가져가면 된다. 눈으로 보지 않고도 집어서 입에 넣을 수 있다. 일이나 공부를 할 때면 과자 봉지를 뜯어 하나씩 야금야금 먹으면서 하고 싶어진다. 그렇게 먹다 보면 어느새 텅 비었거나 두어 개만 남아있다. '언제 이렇게 다 먹었지?'라는 생각이 든다.

내가 얼마나 먹는지 인식하지 못한 채로 음식을 먹는 습관은 좋지 않다. 과자를 무조건 먹지 말라는 게 아니다. 아무 생각 없이 과자를 주워 먹는 습관은 반드시 고쳐야 한다.

1 과자를 쟁여두지 않는다 과자는 언제든지 먹고 싶을 때 먹을 수

있도록 쟁여두기 편하다. 항상 쉽게 손닿는 곳에 과자를 두면 아무래도 더 먹게 된다. 과자를 먹고 싶다면 밖에 나가 사와야 하는 환경을 조성하자. 이 귀찮음을 감수할 만큼 과자가 먹고 싶다면 먹어도 좋다. 하지만 눈앞에 보인다는 이유만으로 과자 봉지를 뜯고, 봉지를 뜯었으니 다 먹어 치우겠다는 생각으로 먹지는 말자.

2 **1회에 먹을 분량을 정한다** 과자는 왠지 한 봉지가 1인분인 것 같은 느낌이 든다. 하지만 과자 한 봉지는 과자 회사에서 임의로 정한 양이다. 내가 먹어야 할 양과는 상관이 없다.

과자를 뜯으면 끝까지 먹으려 하지 말고 내가 먹고 싶은 양을 미리 정해서 먹는 연습을 해보자. 봉지째 과자를 먹으면 어느 정도 양인지 파악하기 어렵다. 그릇에 과자를 덜어 눈으로 확인하며 1회에 먹을 양을 정하자. 그릇에 던 과자를 다 먹고 나서 더 먹고 싶다면 더 먹어도 괜찮다. 과자를 그만 먹을 수 있는 자제력을 발휘하기까지 어느 정도 양이 필요한지 연습을 통해 가늠해 보자.

과자는 한번 뜯으면 멈출 수 없도록 중독성 있게 만들었기 때문에 양을 정해 놓고 먹기가 무척 어렵다. 하지만 이 연습을 통해 배울 점이 있다. 과자를 먹으면 먹을수록 기분 좋은 충족감이 들지 않고 왠지 아쉬워서 자꾸만 한 개 더, 마지막으로 몇 개만 더 먹고 싶어진다는 점이다. 이는 과자가 뛰어나게 맛있어서가 아니라 도파민 분비를 자극하도록 중독성 있게 만들어졌기 때문이다.

3 딴짓하지 않고 식탁에 앉아 과자 먹는 데 집중한다 우리는 보통 TV나 스마트폰을 보며 과자를 먹거나, 일이나 공부를 하면서 과자를 먹는다. 경건하게 식탁에 앉아 과자를 먹어보자. 평소와 상당히 다른 느낌이 들 것이다. 내가 과자를 왜 먹고 있는지, 과자는 무엇으로 어떻게 만들어진 음식인지, 과자가 충분히 먹을 만한 가치가 있는 음식인지, 과자에 오롯이 집중해 이런저런 생각을 하며 먹어보자.

4 허겁지겁 먹지 않고 천천히 10번 이상 씹어서 먹는다 우리가 과자를 좋아하는 이유는 과자가 대단히 맛있는 음식이어서 아니다. 과자는 와그작와그작 서너 번 씹어서 삼켜야 맛있고 즐겁다. 반면 과자를 열 번이나 씹어 흐물흐물해질 때까지 입안에 넣고 있는 것은 고역이다. 정말 맛이 없다! 과자가 밀가루, 설탕, 지방, 소금의 조합에 화학적인 향과 바삭하거나 부드러운 질감을 가미한 질 나쁜 음식임을 실감할 수 있다. 상업적 이익을 추구하기 위해 입에 넣자마자 강한 맛과 향이 느껴지도록 해 우리를 유혹할 뿐이다.

5 과자의 원재료명을 꼼꼼하게 확인한다 처음에는 원재료명을 읽

어도 무슨 말인지 알 수가 없다. 과자에는 밀가루와 설탕, 식물성 유지, 경화유가 많이 들어간다. 알 수 없는 화학물질도 잔뜩 들어간다. 무엇인지도 모를 성분을 이런저런 비율과 조합으로 가공한 것이 과자다. 이 원재료명을 읽다 보면 무엇인지는 정확히 모르더라도 몸에 좋을 리가 없다는 것쯤은 알 수 있다.

과자는 겉은 번지르르해 보이지만 실상은 별 볼 일 없는 사기꾼과 같다. 사기꾼에게 속아 넘어가 친하게 지내면 나만 손해다. 제대로 알아보지 않고, 싸고 맛있다고 해서 과자를 좋아하다 보면 체질을 망치고 살찌는 것은 오롯이 내 몫으로 남는다. 위에서 설명한 방법으로 먹으면 안 좋은 것을 알면서도 끊을 수 없던 과자와 서서히 멀어질 수 있다. 그 빈자리를 몸에 좋고 건강하며 체중 설정값을 낮추는 음식으로 대체해 보자.

그래도 떡볶이가 먹고 싶을 땐 어쩌죠?

의지력은 한정된 자원이다

의지력은 내가 노력만 하면 더 커질 수 있을까?《의지력의 재발견》의 저자이자 심리학자인 로이 바우마이스터는 세계 최초로 의지력이 추상적인 개념이 아님을 입증하는 실험을 했다. 그는 배고픈 학생을 두 그룹으로 나누어, 한 그룹은 쿠키를 마음껏 먹게 하고 다른 그룹은 쿠키의 유혹을 참으며 순무를 먹게 했다.

그 뒤 정답이 없는 수학 문제 풀기를 얼마 만에 포기하는지 측정했다. 쿠키를 마음껏 먹은 그룹은 19분 동안 문제를 풀어본 뒤 포기했다. 반면 순무를 먹은 그룹은 8분 만에 포기했다. 쿠키의 유혹을 참아내느라 의지력을 많이 써버려 수학 문제를 풀 의지력이 남아있지 않았기 때문이다. 이 실험을 통해 로이 바우마이스터는 의지력의 중요한 특징 두 가지를 알아냈다.

1. 의지력의 양은 정해져 있어서 사용하는 만큼 소진된다.
2. 과제의 종류를 막론하고, 과제를 수행할 때 사용하는 의지력은 동일하다.

의지력은 원하는 대로 무한히 쓸 수 있는 자원이 아니다. 근육을 많이 쓰면 피로해져 힘이 빠지는 것처럼 의지력도 많이 쓰면 고갈된다. 일하는 데 필요한 의지력, 다이어트를 하는 데 필요한 의지력이 따로 있는 것이 아니다. 어느 한쪽에 의지력을 너무 많이 써버리면 다른 것을 할 의지력이 남지 않는다.

참기만 하는 다이어트는 무조건 실패한다

우리는 다이어트를 시작할 때는 의지를 활활 불태우며 이번에는 꼭 성공하리라 다짐한다. 그동안 맛있게 먹었던 밀가루 음식, 디저트, 배달음식 등을 안 먹겠다고 계획하지만, 안 먹겠다고 생각한 순간부터 우리 뇌는 그 음식을 더 먹고 싶어 한다.

살을 빼고 싶은 마음과 맛있는 걸 먹고 싶은 마음이 부딪히며 '나는 왜 먹으면 안 되는 음식을 자꾸 먹고 싶을까?' 하고 자책한다. 의지력으로 참아보려 해도 쉽지 않다. 아침에 분명히 '오늘은 정말 안 먹어야지!' 하고 다짐했건만 하루 종일 일 때문에, 사람 때문에 스트레스를 받고 밤이 되면 의지력이 바닥난다. 게다가 의지력은 뇌에 포도당이 제대로 공급되지 않을 때 더 급격히 소진된다.

우리 뇌에서 의지력을 담당하는 부분은 전대상피질(대상피질의 앞부분)이다. 뇌는 포도당을 연료로 사용하는데 특히 전대상피질 부위는 포도당의 영향을 더 많이 받는다. 혈당 수치가 떨어지면 이 부위의 활동도 뚝 떨어진다. 이런저런 일로 의지력은 다 써버린 데다 배까지 고프니 못 참는 게 당연하다. 정신을 차려보면 어느새 과자 봉지를 뜯어 입으로 가져가고 있다. "에라, 모르겠다. 오늘 하루만 먹자"라며 온종일 참았던 긴장을 내려놓고 마구 먹어댄다.

좀 좋지 않은 음식? 어떻게 먹으면 좋을지를 고민하라

"다이어트 할 때 떡볶이를 먹어도 되나요?"는 틀린 질문이다. "다이어트 중인데 떡볶이가 먹고 싶어요. 어떤 방법으로 먹어야 하나요?"라고 물어야 한다.

참는 다이어트는 어차피 100% 실패한다. 안 먹고 참다가 입이 터져서 폭식하면 더 쉽게 살찌는 체질이 된다. 끝까지 참아 살이 빠져도 다이어트를 멈추는 순간 무섭게 요요현상이 찾아온다.

죽을 때까지 참을 수 있는 게 아니라면 참으려고 하지 마라. 올바르게 해소할 방법을 찾으면 억지로 참지 않아도 다이어트를 할 수 있다. 떡볶이를 아예 먹지 않는 것과 떡볶이에 당면 사리와 튀김을 추가하고 밥까지 볶아 먹은 뒤 아이스크림으로 입가심을 하는 사이에는 수많은 중간 선택지가 있다.

살찌는 음식이 먹고 싶어지면 억지로 제한하지만 말고, 빈도를 조절하고 어떻게 하면 더 건강하게 먹을 수 있을지 궁리해 보자.

나는 살찌는 음식이 먹고 싶을 때 샐러드와 함께 양을 조절해서 먹는 방식을 선택한다. 샐러드와 떡볶이를 먹을 때도 있고, 샐러드와 피자나 치킨을 먹을 때도 있다. 샐러드 없이 떡볶이만 조금 먹으면 칼로리는 낮을지 몰라도 포만감이 충분하지 않다. 왠지 자꾸 다른 게 더 먹고 싶어져 결국 아이스크림이나 과자까지 먹고서 후회하기 십상이다.

건강한 음식과 살찌는 음식 사이에서 나만의 균형을 찾아 조절할 수 있다면, 먹는 즐거움과 날씬하고 건강한 몸이라는 두 가지 행복을 모두 누릴 수 있을 것이다.

더 먹을까, 말까?
언제 수저를 내려놓을까?

당신이 수저를 내려놓지 못하는 네 가지 이유

'아까 조금만 덜 먹을걸.'

지나치게 배부르게 먹은 뒤 흔히 하는 후회다. 조금 이따가 후회할 걸 알면서도 적당한 타이밍에 수저를 내려놓기란 무척 어렵다. 우리는 배가 불러도 다양한 이유로 음식을 더 먹는다. 너무 맛있으니까, 음식을 남기면 안 된다고 배워서, 음식이 남으면 아까우니까, 덜 먹으면 이따가 배가 고파질 수도 있으니까 등등이 허울 좋은 핑계가 된다.

배가 불러도 수저를 내려놓지 못하는 원인과 그에 대처하는 방법을 구체적으로 알아보자.

1 **맛있으니까 더 먹어야지** 맛있는 음식도 어느 시점이 지나면 처음보다 맛이 덜하다. 배가 불러오면 그렐린 분비가 줄어들고 PYY, GLP-1 분비가 늘어나며 음식이 조금 덜 맛있게 느껴진다. 하지만 맨 처음 한 입이 너무 맛있었다면 어떻게든 그 음식을 끝까지 먹으려 한다.

식사하면서 계속 식사에 대해 평가해 보자. 식사하기 전 얼마나 배가 고팠는지, 식사하면서 얼마나 배가 불러오는지 유심히 살펴본다. 처음 한 입만큼 계속 맛있게 느껴지는지, 내 배와 입에서 느껴지는 감각에 세밀하게 집중한다. 이렇게 하면 무의식적으로 음식을 계속 입안으로 밀어 넣지 않고, 수저를 놓을 타이밍도 좀 더 일찍 찾을 수 있다.

2 **음식은 남기면 안 되니까** 우리는 어렸을 때부터 음식을 남기지 말라는 교육을 받아왔다. 지금처럼 음식이 넘쳐나지 않던 몇십 년 전만 해도, 먹을 수 있을 때 더 먹어두는 것이 유리한 전략이었다.

하지만 음식을 남기지 말라는 식사 교육은 음식이 귀하던 시기에나 어울리는 방식이다. 음식이 넘쳐나는 지금 필요한 식사 교육은 너무 배부르지 않게 스스로 먹을 양을 예측하는 훈련이다. 식사를 시작하기 전 내 앞에 놓인 음식의 양을 훑어보고, 이 음식 중 얼마나 먹고 얼마나 남길지 미리 계획을 세운다. 30초면 할 수 있다. 국물에 잠긴 마라탕이나 짬뽕, 수제비, 칼국수 같은 음식은 눈으로 봐서 양을 알기 어려우니 먹을 만큼만 접시에 덜어서 먹도록 하자.

3 돈 주고 산 음식, 남기기 아깝잖아 귀한 음식일수록 더 아깝다. 다 먹지도 못할 음식을 사느라 쓴 돈도 아깝다. 멀쩡한 음식이 음식물 쓰레기가 되는 것도 아깝다. 하지만 2만원짜리 치킨을 남기기 아깝다고 다 먹었다가 나중에 헬스장 등록에 돈을 더 쓸 수도 있다.

남은 음식은 과감히 손절해야 한다. 이미 배부른 상태에서 음식을 더 먹는 것이야말로 장기적으로 보면 살찌게 만들고 건강을 해쳐 더 큰 비용을 발생시킨다. 이런 식의 손절을 경험해야 더 신중해지고 조심할 수 있다. 손절 경험을 통해 내가 적당하게 먹을 수 있는 음식의 양을 깨달으면, 음식을 준비하는 단계에서부터 먹을 수 있는 양만 만들거나 주문할 수 있다.

4 이따가 배고플 것 같은데 우리는 배고파서 힘이 빠지는 않을까, 배고파서 집중이 안 되지는 않을까, 배고파서 예민해지지는 않을까 우려하며 항상 배를 든든한 상태로 유지하려 한다. 특히 '한국인은 밥심'이라며 밥을 많이 먹어야 힘이 난다고 생각한다. 우리 엄마와 외할머니도 나를 보면 항상 밥을 많이 먹어야 공부할 힘도 난다며 더 먹으라고 권했다. 하지만 정작 나는 밥을 먹은 후 잠과 사투를 벌이느라 진을 빼곤 했다.

나중에 배고플까 봐 음식을 더 먹어두는 것은 먹을 것이 부족했던 원시 시대에나 유용한 전략이다. 우리 몸은 배고픔에 잘 적응하도록 진화해, 음식이 부족한 환경에서도 잘 기능하는 여러 장치를 지니고 있다. 하지만 지나치게 풍족한 음식에는 효과적으로 대응하지 못하기에 음식이 과잉 공급되면 비만, 당뇨, 고혈압 같은 성인병이 생긴다.

지금 많이 먹어둔다고 해서 줄곧 포만감이 유지되지도 않는다. 혈당이 치솟았다가 급격히 떨어지면 배가 더 고파질 수 있다. 배고플까 봐 걱정된다면 포만감이 오래 유지되는 음식을 먹도록 식사를 개선해야 한다.

배가 좀 고파도 괜찮다. 죽지 않는다. 공복 상태일 때 우리 몸은 체지방에서 에너지를 끌어다 쓴다. 그리고 낡은 단백질을 분해하여 새것으로 합성하는 자가포식 작용도 일어난다. 이런 대사 활동이 활발할수록 우리 몸은 더 건강하고 튼튼해진다.

다이어트 약으로
살을 뺄 수는 없을까?

다이어트 약, 살을 뺄 수 있도록 도와주는 보조 장치

식욕이 너무 강해서 음식의 유혹을 참기가 어렵고, 식욕을 높이는 밀가루, 설탕, 가당 음료, 가공식품 등을 먹어 식욕이 거세게 날뛰는 악순환이 계속되는 상태라 다이어트를 시작하기조차 어렵다면, 이를 도와줄 의약품을 고려할 수 있다.

약만 있으면 쉽게 살을 뺄 수 있다는 뜻이 아니다. 식습관과 생활습관을 개선하려는 의지가 없다면 아무 소용도 없다. 아무리 고액 과외를 받아도 스스로 공부하지 않으면 성적을 올리기 어려운 것과 마찬가지다. 다이어트를 통해 스스로에게 최적화된 살 빠지는 생활습관을 찾고, 이 습관이 내 몸에 익숙해지도록 훈련해야 한다. 의약품은 이런 과정을 도와주는 보조 장치일 뿐이다. 처음에는 보조 장치를 사용해서 다이어트를 시작하더라도, 점점 보조 장치

없이 혼자 힘으로 할 수 있는 능력을 키워야 한다는 것을 반드시 기억하자.

향정신성 식욕억제제

대표적으로 알약 모양 때문에 눈사람 약, 나비 약 등으로 잘 알려진 펜터민phentermine과 펜디메트라진phendimetrazine 등이 있다. 향정신성 식욕억제제는 교감 신경계에 작용하여 식욕을 억제한다. 교감 신경계가 항진되면 긴장되어 잠이 오지 않고 밥맛도 떨어진다. 또, 근육으로 에너지를 공급하는 작용이 있어 대사량도 높아진다.

그러나 이런 효과는 매우 한시적이다. 4장의 스트레스와 교감 신경계의 관계에서 설명했듯, 교감 신경계의 활성도가 만성적으로 높아지면 오히려 다이어트에 방해가 된다. 식욕억제제를 통해 인위적으로 교감 신경계를 항진시키면, 용수철을 계속 잡아당기면 탄성을 잃는 것처럼 교감 신경계가 탈진해 버린다. 이것은 미래의 체중 조절 능력을 현재에 몽땅 끌어다 쓰는 것과 같다.

특히 식욕억제제를 복용해 굶는 다이어트를 하면, 뇌는 우리 몸에 스트레스와 기근이 겹친 것으로 인식한다. 게다가 식욕억제제는 내성이 있다. 복용할수록 약효가 점점 떨어진다. 따라서 식욕억제제를 복용해도 아무 효과도 못 느끼는 시점이 찾아온다. 식욕억제제를 끊으면 예전보다 식욕은 훨씬 더 거세지고, 대사까지 낮아졌으니 요요현상을 피할 수 없다.

체질량 지수가 30이 넘거나, 당뇨 등 위험 요인에 체질량 지수가 27이 넘어 비만이 건강을 위협한다면 향정신성 식욕억제제 복용이 필요할 수 있다. 그러나 미용 목적으로 체중을 줄이기 위해 향정신성 식욕억제제를 복용하는 것에는 신중해야 한다.

나는 진료하며 식욕이 없을 정도로까지 식욕억제제의 처방량을 늘리고 싶어 하는 환자들을 많이 만난다. 이는 절대 올바른 복용법이 아니다. 식욕억제제는 내가 갈망하는 살찌는 음식에 대해 침착하고 차분해질 수 있을 정도의 용량만 복용하며 건강한 식단을 먹는 훈련을 하기 위해 필요하다.

향정신성 의약품의 오남용은 매우 위험하다. 향정신성 식욕억제제의 대표적인 부작용인 불면, 두근거림, 변비, 손 떨림, 기분 변화 등은 일상생활에 큰 불편을 준다. 부작용인 불면증을 해결하려고 수면제를 처방하고, 기분 변화를 해결하려고 신경안정제를 처방하는 등 무분별하게 약물 처방을 하는 병원도 있다. 여러 가지 향정신성 의약품을 한꺼번에 복용하는 것은 굉장히 위험하다. 살을 빼기 위해 내 건강을 위협하는 행동을 하지 않도록 각별한 주의가 필요하다.

비향정신성 식욕억제제, 삭센다

다이어트 주사로 잘 알려진 삭센다saxenda는 원래 당뇨병 치료

목적으로 연구되었는데, 식욕 조절과 대사 증진 효과로 체중 감소 효과가 있어 다이어트 약으로 개발되었다. 삭센다의 성분은 리라글루타이드로, 배가 부를 때 위장관에서 분비되는 GLP-1이라는 호르몬의 유사체다. 즉, 삭센다를 맞으면 음식을 먹지 않고도 식사 뒤 배가 불러 음식에 심드렁해진 상태가 된다. 음식에 대한 갈망이 줄어들어 식욕에 끌려다니지 않을 수 있다.

삭센다는 신경계에 작용하는 향정신성 의약품이 아니어서 불면, 두근거림, 손 떨림, 기분 변화 등의 부작용이 없다. 삭센다의 대표적인 부작용인 메스꺼움과 알레르기는 용량을 조절하면 피할 수 있고 건강상 문제를 일으키지는 않는다.

그러나 삭센다만 믿고 기존의 식습관과 생활습관을 개선하지 않으면 역시 요요현상이 찾아온다. 향정신성 식욕억제제처럼 한 번에 식욕이 터지지는 않지만, 원래 내 생활습관이 가리키는 체중 설정값으로 서서히 돌아간다. 어떤 다이어트를 하든 식습관과 생활습관을 개선하여 기존과 다른 내가 되어야만 요요현상을 겪지 않는다.

향후 출시 예정인 위고비wegovy, 마운자로mounjaro 등도 삭센다와 비슷한 GLP-1 유사체다. 삭센다는 하루에 한 번 주사를 맞아야 하는데, 위고비나 마운자로는 작용 시간이 길어 일주일 또는 한 달에 한 번만 맞으면 된다. 그러나 새로운 의약품인 만큼 부작용이 모두 밝혀졌다고 보기 어렵고, 긴 작용 시간만큼 부작용을 감당해야 할 수도 있어 주의해야 한다.

시중에서 처방 없이 구할 수 있는 다이어트 보조제

다이어트와 관련된 상품을 파는 것은 무척 쉽다. 이 제품만 구매하면 금방 살이 빠질 것처럼 과대광고를 해서 제품을 판매하고, 효과가 없으면 음식을 많이 먹은 소비자 탓을 하면 그만이다.

그러나 시중에 나와 있는 다이어트 보조제 중 광고처럼 체중 감량이 가능한 제품은 단 한 가지도 없다. 읽기 어려운 작은 글자와 눈속임으로 그럴듯한 그래프를 실험 결과나 연구 결과로 제시하여 소비자를 유혹한다. 검증되지 않은 일반 식품을 건강기능식품으로 허위광고, 과대광고를 하던 인플루언서가 식약처에 적발, 처벌된 사례까지 있다.

모든 종류의 건강기능식품이 쓸모없다는 의미는 아니다. 음식만으로는 결핍되기 쉬운 영양소를 건강기능식품 형태로 먹으면 도움이 된다. 우리 몸은 많은 악기가 모여 멋진 소리를 내는 오케스트라처럼 복잡하다. 엉망진창인 오케스트라의 소리를 나아지게 하려면 총체적인 노력이 필요하다. 균형 있는 식습관과 생활습관을 얻기 위해 노력하고 모자란 부분을 건강기능식품으로 채울 때, 비로소 건강기능식품의 제대로 된 효과를 볼 수 있다.

체중을 쉽사리 줄여주는 묘약은 없다. 과대광고에 현혹되어 소중한 돈을 낭비하고 실망하지 않도록 조심하자.

음식을 먹고 난 뒤
몸이 하는 말을 들어보자

사람마다 음식을 먹은 후 반응이 다르다

색깔이 예뻐서 산 립스틱이 지속력은 엉망인데 각질 부각까지 심하다면? '잘못 샀네. 색깔만 예쁘고 다른 건 다 별로야. 다시는 여기 립스틱은 안 사야지'라고 다짐하고, 다음에는 색상은 물론 지속력, 촉촉함, 패키지까지 고려해 신중하게 선택할 것이다.

음식도 마찬가지다. 맛있다는 이유 한 가지로 어떤 음식을 먹을지 말지 결정하면 좋은 음식을 고르기 어렵다. 맛있지만 속이 더 부룩해지는 음식, 몸을 붓게 하는 음식, 배가 너무 빨리 꺼지는 음식 등 맛은 있지만 우리 몸을 불편하게 만드는 음식이 참 많다. 립스틱을 구매하기 위해 꼼꼼하게 따지듯이, 좋은 음식을 고르려면 여러 요소를 꼼꼼하게 살펴봐야 한다.

이런 요소는 사람마다 다르게 작용할 수 있다. 어떤 음식을 먹은 뒤 그 음식이 나에게 잘 맞는 좋은 음식인지 아닌지 알려면 내 몸에서 나오는 반응을 관찰해야 한다.

먹은 직후 ~ 몇 시간 뒤

- **지나치게 배가 부르지는 않은지** 유독 양 조절이 어려워 과식하는 음식이 있다. 식사 직후에 비해 점점 더 배가 불러오는 음식이 있다면 잘 기억해 두었다가, 먹는 양을 불편하지 않을 정도로 조절할 수 있도록 노력하자.

- **속이 불편한지** 먹을 때는 괜찮았는데 먹고 나면 가스가 차고 속이 더부룩한 음식이 있다. 사람마다 위장관의 환경이 다르고, 분비되는 소화 효소의 양상도 다르다. 내가 편안하게 먹을 수 없는 음식이라면 피하거나, 건강상 문제점을 찾아내 고치도록 하자. 속이 쓰리거나, 소화가 안 되거나, 답답하거나, 가스가 차거나 하는 문제가 있는지 면밀히 살펴보자.

- **나른한지** 식곤증이 심하다면 보통 탄수화물 섭취가 적정량을 초과했다고 볼 수 있다. 음식을 먹고 나서 기운이 없고 나른해진다면 좋은 음식이라고 할 수 없다.

- **배가 빨리 꺼지는지** 식사 간 간격은 4~6시간이 좋다. 양이 부실해 배가 빨리 꺼질 수도 있지만, 혈당을 급격히 올렸다가 급격히 떨어뜨리는 음식이라 그럴 수도 있다. 식이섬유, 지방, 단백질을 제대로 섭취하면 음식을 먹은 뒤 충족감이 오래 지속된다.

■ **당 떨어지는 느낌이 드는지** 탄수화물을 많이 섭취하면 혈당이 올랐다가 떨어지며 당 떨어지는 느낌이 든다. 당장 이 느낌을 모면하려고 즉시 혈당을 올리는 단 음식을 먹으면 악순환이 반복된다. 다시 일시적으로 혈당이 올랐다가 떨어지고, 몸은 점점 더 탄수화물 대사에만 의존하게 된다. 당 떨어지는 느낌이 자주 든다면 단것을 비롯한 탄수화물 섭취량을 반드시 줄여나가야 한다.

하루 ~ 며칠 뒤

■ **식욕** 평소보다 음식 생각이 많이 난다면 전날 어떤 음식을 먹었는지 되짚어보자. 무작정 음식량을 줄이면 뇌는 기근으로 인식하여 식욕을 더 높이려 한다. 인슐린 저항성, 렙틴 저항성을 유발하는 음식을 먹어도 식욕이 강해진다. 술 마신 다음 날에는 특히 식욕이 불안정해질 수 있다.

■ **수면** 자려고 누웠는데도 배가 꺼지지 않을 정도로 과식하거나 저녁 늦게 음식을 먹으면 수면에 방해가 된다. 카페인뿐만 아니라 탄수화물 섭취도 지나치면 가장 깊은 수면인 서파 수면slow-wave sleep 시간이 줄어든다는 연구 결과도 있다. 수면의 질은 인슐린, 그렐린 등 각종 호르몬과 식욕에 영향을 주며 살찌는 악순환을 반복하게 할 수 있으니 특히 조심하자.

■ **배변** 다이어트를 할 때 변을 잘 보는 것은 매우 중요하다. 다이

어트를 하면 대부분 먹는 양이 줄어 배변 횟수가 줄어든다. 몸속에 변이 오래 체류하면 좋지 않고, 설사도 문제가 된다. 설사를 하면 장 점막의 결합이 느슨해지며 장 누수 증후군*이 생겨 온몸의 염증 수치가 높아질 우려가 있다. 양질의 지방과 식이섬유, 수분을 풍부하게 섭취하여 규칙적으로 배변할 수 있어야 한다.

■ **부종** 염분이 지나치게 많은 음식을 먹으면 부종이 생긴다. 몸속에 염분이 많으면 삼투압을 유지하기 위해 수분을 체외로 배출하지 않고 체내에 더 갖고 있으려 하기 때문이다. 이렇게 부종이 많고 순환이 원활하지 않으면 노폐물 배출도 원활하지 않아 염증이 생기고 살찌는 원인이 된다.

■ **피부 트러블** 정제 탄수화물, 질이 좋지 않은 지방은 다이어트에 좋지 않을 뿐만 아니라 피지 분비를 자극한다.

며칠 ~ 몇 주 뒤

■ **컨디션** 어지럽거나 기운이 없는지 잘 살펴보자. 눈 밑이 떨리거나 추위를 지나치게 많이 타거나 식은땀이 나는 등의 증상을 간과하면 안 된다. 영양소의 불균형으로 발생하는 증상이 없는지 신경 쓰며 건강을 관리해야 한다. 영양소를 골고루 잘 섭취하면

---

* 새는 장 증후군이라고도 한다. 장 점막이 벌어지면서 그 사이로 장 속 유해균이나 음식물 분자들이 혈액으로 흘러 들어가 몸속에서 독소를 발생시킨다.

다이어트 중에도 활력이 넘치고 컨디션이 좋다. 건강을 해치는 다이어트는 몸에 좋지 않고, 어차피 오래 가기도 어렵다.

- **생리** 생리 주기가 느려지거나 빨라지거나 불규칙해진다면 건강에 적신호가 켜진 것이다. 살을 지나치게 빼지는 않았는지, 호르몬 불균형이 생기지는 않았는지 점검하자. 평소보다 생리통이 너무 심하다면 제노에스트로겐 성분 섭취가 과다한 상태일 수 있다. 가공식품을 줄이고 식이섬유를 많이 섭취해야 한다.

- **성욕** 뇌가 우리 몸에 필요하다고 생각하는 체중 설정값에 비해 체중이 줄어들면 뇌는 매우 부적절한 상황이라고 인식한다. 에너지가 충분하지 않은 상태로 임신하면 생존에 위협이 되니 뇌에서 성욕을 줄인다. 다이어트를 했는데 성욕이 감퇴했다면 체중 설정값이 낮아지지 않았다는 뜻이다. 체중 설정값을 낮추지 못하면 살찌는 체질이 되고 요요현상을 겪을 수 있음을 기억하자.

- **피부와 머리카락, 손톱** 피부와 머리카락, 손톱이 푸석푸석해지면 내가 먹는 영양소 중 부족한 것이 있다는 증거다. 영양소가 부족하니 꼭 필요한 곳에 영양소를 배분하기 위해 피부와 머리카락, 손톱 등을 먼저 희생한다. 우리 몸의 신진대사가 활발해지려면 탄수화물, 지방, 단백질은 물론 다양한 비타민과 무기질이 모두 충분히 공급되어야 한다.

쇼핑 후 실제로 사용해 보고 리뷰를 남기듯, 내가 먹은 음식이 나에게 어떤 영향을 주는지 평가해야 한다. 음식을 먹고 몸에서 어떤 반응이 생기는지 면밀하게 관찰하지 않으면 정확하게 가려내기가 어렵다. 가급적 시간을 정해 규칙적으로 식사하면 좀 더 비교하기가 쉽다. 내가 먹은 음식을 기록하고 음식을 먹은 뒤 시간의 흐름에 따라 어떤 느낌이 드는지 기록하다 보면 나만의 패턴을 찾아낼 수 있다.

6장

식사 말고도 당신이 관리해야 할 일상의 루틴

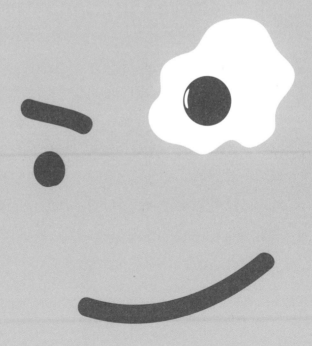

간헐적 단식, 공복 시간의 필요성

1일 1식 하는 태국 승려들이 과체중인 이유

《1일 1식》이라는 책이 주목받으며 식사를 하루 한 끼로 제한하고, 한 끼만큼은 먹고 싶은 것을 마음껏 먹는 식사법이 유행했다. 하루 한 끼를 아무리 많이 먹어봤자 세 끼보다 칼로리 섭취가 더 적기에 다이어트가 되리라는 이론이다.

하지만 태국의 승려들을 보면 잘못된 간헐적 단식은 오히려 비만을 유발한다는 걸 확인할 수 있다. 태국 승려들은 종교적인 이유로 오전 6시부터 정오까지 하루에 한 끼만 먹는다. 그런데 35만 명의 승려 중 48% 이상이 과체중이나 비만이라고 한다. 당뇨, 고혈압, 관절염을 앓는 사례가 속출하는 것은 물론이고, 일반적인 식습관을 가진 태국 남성보다 비만율이 훨씬 높다. 1일 1식으로 살이 빠진다면 태국 승려들 모두가 날씬해졌어야 할 텐데 말이다.

태국 승려들은 매일 아침 6시에 탁발로 음식이나 물건을 공양받는다. 독실한 불교 신자인 태국인들은 승려들에게 가장 맛있는 음식을 주고자, 기름지거나 달고 자극적인 음식을 제공하는 경향이 있다. 승려들은 탁발한 음식 한 끼로 하루를 버텨야 하기에 받은 음식을 남김없이 먹는다. 정오 이후 아무 음식도 먹을 수 없지만, 음료수는 예외적으로 허용된다. 배고픈 승려들을 딱하게 여긴 신도들이 주스나 탄산음료 등을 제공하고, 승려들은 이 음료를 마신다.

이러한 식습관은 간헐적 단식이 아니라 '간헐적 폭식과 지속적 가당 음료 섭취'로 불러야 한다. 이는 음식을 먹는 시간만 제한하고 음식의 질에는 신경 쓰지 않는 잘못된 간헐적 단식이다.

단식 중 우리 몸에 발생하는 긍정적인 반응들

간헐적 단식을 올바르게 하려면 간헐적 단식의 목적을 올바로 이해해야 한다. 간헐적 단식의 목적은 단순히 음식 먹는 시간을 제한해 섭취 칼로리를 줄이는 게 아니다. 공복이 길어질 때 우리 몸에서 일어나는, 건강에 도움이 되는 반응을 유도하기 위해서다.

혈액을 통해 영양분(포도당)이 12시간 이상 공급되지 않으면 우리 몸은 지방을 태우는 대사를 통해 에너지를 얻는다. 지방을 연소시키는 호르몬이 활성화되면 체지방이 감소할 뿐만 아니라 평상시에도 대사 유연성이 높아진다.

단식 중에 자가포식이 일어나 우리 몸의 낡고 손상된 세포 소기관이 분해되면 노화가 방지되고 대사가 좋아진다. 단식을 하면 인슐린 저항성도 개선된다. 인슐린 저항성이 높아지면 같은 양의 탄수화물을 처리하기 위해 더 많은 인슐린이 분비되므로 더 살찌기쉽고, 당뇨병의 위험도 높아진다.

간헐적 단식은 뇌 기능 개선에도 도움이 된다. 단식할 때 뇌세포에서 만들어지는 뇌유래 신경영양인자인 BDNF*의 수치가 높아지는데, 이 BDNF가 생성되면 새로운 신경회로가 만들어지는것을 촉진해 학습능력, 기억력 향상에 도움이 된다. 새로운 신경회로가 만들어지면 다이어트에 좋은 행동 습관화에도 유익하다.간헐적 단식을 하는 동안 면역세포도 활성화되고 염증 반응이 감소해 면역 기능도 증진된다.

간헐적 단식, 공복 시간보다 무엇을 먹는가가 더 중요하다

단식하는 동안 분비된 호르몬과 상반된 호르몬이 분비되는 음식을 먹으면 단식의 효과는 물거품이 된다. 간헐적 단식이 끝나고음식을 먹을 때 음식의 칼로리가 아닌 질에 신경 쓰는 것이 무척중요하다.

---

* Brain-Derived Neurotrophic Factor, 뇌유래 신경영양인자 또는 뇌신경 생장인자. BNDF 분비가 증가하면 뇌의 단기 기억이 장기 기억으로 바뀌며 인지기능이 전반적으로 향상된다.

단식하는 동안에는 물은 충분히 마셔야 하지만 탄산음료나 이온음료와 같이 단맛이 나는 음료는 금지해야 한다. 이런 음식은 인슐린 분비를 촉진해 인슐린, 렙틴 저항성 개선 등 단식이 가져다주는 효과를 누릴 수 없게 한다. 특히 단맛은 나지만 에너지는 텅 빈 제로 음료를 마시면 뇌가 신체 예산을 짜는 데 혼선을 주어 식욕이 더 높아진다. 단식이 끝나자마자 치킨, 피자, 떡볶이같이 먹고 싶었던 음식을 잔뜩 먹는 식으로 단식하면 태국 승려들처럼 비만이 되기 쉽다.

처음부터 16:8은 어려울 수 있다

일상생활에서는 16:8 간헐적 단식을 가장 쉽게 할 수 있다. 16시간 동안 공복을 지키고 8시간 동안 음식을 섭취하는 것이다. 처음 시작할 때 16시간이 너무 길다면 12시간에서 조금씩 늘려보자. 평소에 저녁 먹는 시간을 조금 앞당기고, 야식 먹는 빈도를 낮추면 그리 어렵지 않다.

개인에 따라 16시간의 공복이 오히려 무리가 될 수도 있다. 특히 임신 준비 중, 임신 중, 모유 수유 중인 여성이나 성장기의 어린이와 청소년은 더 신중해야 한다. 간헐적 단식에 정해진 정답은 없다. 저마다 몸 상태와 생활 습관이 다르므로, 자신의 몸 컨디션에 무리가 되지 않고 꾸준히 지킬 수 있는 최적의 공복 시간을 찾아보자.

몸과 마음의 근력, 운동으로 키워라

움직임이 적을수록 뇌의 기능도 떨어진다

우리는 흔히 머리 쓰는 일과 몸 쓰는 일을 분리해서 생각한다. 머리 쓰는 일은 뇌를 사용하고 몸 쓰는 일은 근육을 사용하는 일로 여긴다. 몸을 움직이는 일을 할 때는 뇌가 적극적으로 관여하지 않을 거라는 전제가 깔려 있다. 하지만 정말 그럴까?

어린 멍게에는 원시적인 형태의 뇌와 신경계가 있다. 어린 멍게는 바닷속을 돌아다니며 정착할 곳을 찾는다. 그러다 한곳에 정착하기로 결정하면 더 이상 움직일 필요가 없어지는데, 이때 멍게는 자신의 뇌를 먹어 치워버린다. 더 이상 에너지를 들여 뇌와 신경계를 운영할 필요가 없기 때문이다. 움직일 필요가 없으면 뇌도 존재할 필요가 없다. 멍게의 뇌는 멍게의 움직임을 위해 필요한 것이다.

사람을 포함한 모든 동물의 신체는 움직이도록 만들어졌다. 뇌역시 몸이 움직이는 것을 기반으로 작동한다. 움직임을 위해 만들어진 기관인 만큼, 근육을 쓰고 관절을 구부리고 펴면서 몸이 움직일 때 뇌로 전달되는 신호가 있어야만 뇌가 정상적인 기능을 수행할 수 있다.

우리의 근육과 관절에는 고유수용감각기proprioceptor라는 센서가 있다. 눈을 감고 손가락 다섯 개가 서로 닿지 않도록 쫙 편 다음조금 구부려보자. 손가락을 쫙 펼쳤을 때와 손가락을 살짝 구부렸을 때 손에서 느끼는 감각에는 분명 차이가 있다. 이것은 촉각과는 또 다른 감각이다. 이렇게 관절과 근육이 어떤 상태로 있는지느끼는 감각을 고유수용감각proprioception이라고 한다. 우리 뇌는온몸에서 이 감각에 대한 신호를 계속 보고받는다. 현대인들은 일상에서 움직임이 너무 적기 때문에, 뇌가 정상적으로 받아야 할 고유수용감각의 신호가 매우 단조로워진 상태다. 이 상태에서 뇌는본래의 기능대로 활발히 작동할 수 없다.

운동은 다이어트에 우호적인 호르몬 분비를 돕는다

우울증에 그 어떤 약물 치료보다 운동이 효과적인 이유도 바로이와 같다. 우울증에 걸린 사람의 뇌는 기능이 둔화된다. 우울증을치료하려면 뇌가 활발히 움직이도록 만들어야 한다. 운동을 하면뇌의 신경세포가 활성화되고 앞서 말한 BDNF(뇌유래 신경영양인자)

라는 물질이 분비되는데, 이는 신경세포 재생에 도움이 된다.

　그뿐만 아니라 운동을 하면 엔도르핀, 세로토닌 등은 활발하게 분비되고, 스트레스 호르몬인 코르티솔의 분비는 줄어든다. 인슐린 저항성 개선 효과도 있다. 근육 세포로 에너지를 유입하기 위해 인슐린이 작용하기 때문이다. 이런 물질이 분비되면 뇌의 작동 방식이 달라진다. 이런 신호들이 발생하면 체중 설정값이 낮게 조절되고, 몸이 활기차고 기운 넘치는 상태로 최적화된다.

　칼로리 소모에 별 도움이 되지 않을 것 같은 작은 움직임도 뇌에는 긍정적으로 작용한다. 걷기도 좋고 기지개를 켜는 것도 좋다. 특히 스트레칭은 고유수용감각을 일깨운다. 요가 수련 자세가 뇌에 좋은 영향을 준다는 것이 과학적으로 입증되었다.

나에게 맞는 운동 찾기

　운동의 칼로리 소모량은 일단 제쳐두자. 접근성이 좋고 내가 쉽고 즐겁게 할 만한 운동을 찾는 게 우선이다. 혼자 하거나 여럿이 하는 운동, 정적이거나 동적인 운동, 집이나 센터에서 하는 운동 등 나에게 맞는 것이 분명히 있다. 예전에 실패했던 운동도 다른 장소에서 다른 선생님에게 다른 방법으로 배우면 재미를 느낄 수도 있다. 운동을 싫어하던 사람이 운동을 좋아하려면 그와 관련된 좋은 경험을 쌓아야 한다. 친구들과 왁자지껄 산에 오르기도 하고, 호캉스를 즐기며 멋진 호텔 수영장에서 물장구라도 쳐보자.

나는 하와이 여행 중에 공원 잔디밭에서 하는 요가 수업을 들은 적이 있었다. 요가는 전혀 못 하고 유연성도 꽝이라 다리가 70도 밖에 안 벌어지는 뻣뻣한 몸이지만, 하와이까지 갔으니 왠지 해보고 싶었다. 잔디밭에 매트를 깔고 누워 맑은 공기를 들이마시며, 바람에 날리는 야자수를 보니 행복했다. 그 이후 나에게 요가란 하와이 잔디밭의 기억이 되었다. 이 기억을 밑알 삼아 그다음 해 여름에 몸이 아플 때 요가를 시작할 수 있었다. 하와이에서 산 텀블러에 물을 담아 요가 수업을 들으며, '언젠가 다시 하와이에 가면 그땐 정말 멋지게 요가를 해야지' 하고 생각했다. 그런 마음으로 수업을 듣다 보니 요가 선생님도 좋고 요가복도 좋고 요가 음악도 좋아졌다. 어느새 요가 자체를 좋아하게 되었다. 요가를 좋아하는 내 모습은 더 좋다. 이렇게 좋은 경험을 통해 아주 조금이라도 호감이 생기게 하고 그 호감이 싹을 틔워 무럭무럭 자랄 수 있도록 신경 써서 가꾸어 보자.

　내가 좋아하는 사람이 재밌다고 하는 운동을 따라 하는 것도 좋은 방법이다. 그 운동을 왜 좋아하는지 들어보고, 그 사람과 같은 것을 느끼려고 해보자. 운동에 좀 더 마음을 열 수 있다.

　운동을 잘하려고 애쓸 필요는 없다. 운동 실력이 제자리걸음을 해도 몸은 호르몬을 뿜어낸다. 운동 뒤 기분이 좋아진다면 그날 운동이 잘되어서 뿌듯한 게 아니다. 몸을 움직였기 때문에 그 결과로 기분을 좋게 하는 호르몬이 나와 기분이 좋아진 것이다.

하지만 운동보다는 식단이 먼저다!

그래도 운동이 너무 싫고 힘들다면 억지로 할 필요는 없다. 아직 내가 운동할 준비가 안 된 것뿐이다. 같은 운동도 누군가에게는 가뿐하지만 누군가에게는 버겁다. 체중 설정값이 너무 높고, 근육에서 에너지를 끌어다 쓰는 능력이 떨어졌거나, 대사 능력이 떨어진 상태에서는 운동이 더 힘들다. 운동 능력이 현저히 떨어졌다면 대사 상태와 호르몬 분비를 먼저 개선해야 한다. 이 상태에서 억지로 운동하면, 운동이 끝난 뒤 식욕만 높아지고 기초대사량은 떨어져 다이어트 효과를 누리기도 어렵다.

운동과 식단 중에 한 가지만 우선 시작해야 한다면 무조건 식단이다. 식단을 전혀 고치지 못한 채 운동하면, 하기 싫은 운동을 억지로 하고 먹고 싶은 음식은 못 먹는 이중고에 시달리게 된다. 운동하며 음식을 아무렇게나 먹으면 오히려 몸무게가 늘어난다. 하기 싫은 운동에 의지력을 지나치게 쓴 나머지 식단을 관리할 의지력이 남아나지 않기 때문이다.

식단 관리로 몸의 대사가 좋아지면 운동이 수월해진다. 그리고 입맛이 순해져서 운동 뒤 건강한 음식을 먹어도 충분히 맛있다. 운동한 뒤에는 배가 고파 돌을 씹어 먹어도 맛있을 상태가 되는데, 이때 평소에 덜 좋아하던 음식을 먹으면 그 음식마저 맛있게 느껴지니 입맛을 바꿀 절호의 기회다.

운동을 위한 시간을 따로 내기 어려울 정도로 바쁜 사람일수록 운동보다는 식단을 먼저 시작해야 한다. 특히 잠잘 시간도 부족한데 운동을 하는 것은 바람직하지 않다. 늦은 시간에 격렬히 운동하면 아드레날린이 분비되어 파이팅이 넘쳐 숙면에 오히려 방해가 된다. 이른 시간에 저녁을 먹었다면 배까지 고파져 잠들지 못하는 괴로운 밤을 보낼 수도 있다. 늦은 저녁시간에만 운동이 가능하다면 근육을 늘리는 이완 위주로 운동하자. 억지로 칼로리를 태우려고 하는 운동보다 훨씬 더 편안하고 효과도 좋다.

운동으로 마음의 근력까지도 키울 수 있다

운동을 하면 내 몸이 내 뜻대로 움직이지 않는 것을 여실히 느낀다. 눈으로 보면 어려워 보이지 않던 동작도 직접 해보면 쉽지 않다. 나만 안 되는 게 아니다. 다른 사람들도 비슷한 난처함을 겪었고 또 극복했다. 힘들어도 절망하지 않고 열심히 하다 보면 어느 순간 어렵던 동작이 잘되는, 선물 같은 경험을 할 수 있다.

그래서 운동을 하다 보면 잘 안되는 일에 대해 '그래, 그럴 수도 있지' 하고 받아들이는 마음의 힘까지 자란다. 이렇게 몸으로 경험하면, 인생도 열심히 살다 보면 어느새 나아질 거라고 어렴풋이 느낄 수 있다. 힘든 인생을 받아들이고 이겨내는 마음의 근력을 키우는 데 몸을 움직이는 것은 엄청난 도움이 된다.

운동선수가 되려는 게 아니다

운동을 하다 보면 슬금슬금 욕심이 생긴다. 이왕 하는 거 더 잘하고 싶고 잘하는 사람을 보면 나도 저렇게 멋진 모습이 되고 싶다. 그런데 운동을 통해 굳이 내 한계를 시험하고 그 한계를 뛰어넘을 필요가 있을까? 우리는 건강을 위해 운동하는 것이지 운동을 잘하는 게 목표가 아니다. 주객이 전도되면 안 된다는 사실을 기억하자.

열심히 하지 않아도 꾸준히 오랫동안 하면 잘하게 된다. 나는 요가 다음으로 수영을 배웠는데, 30년 넘게 수영을 하신 고수의 향기가 느껴지는 80대 할머니가 계셨다. 할머니는 물에도 잘 못 뜨는 50대 아주머니께 그냥 계속하면 다 잘하게 된다고 격려해 주셨다. 실제로 6개월쯤 지나니 처음 배울 때의 속도와 관계없이 다들 비슷비슷한 실력이 되었다. 그 아주머니가 처음부터 너무 열심히 하려고 했다면 오히려 짜증 나서 포기했을지도 모른다.

운동이 아니더라도 내가 열심을 내고 의지를 다져야 할 일은 수없이 많다. 무리하게 운동하면 부상의 위험도 있고, 정작 중요한 일을 소홀히 하게 될 수도 있다. 너무 열심히 운동하다 질려서 꼴도 보기 싫어질 수도 있다. 운동은 건강관리를 위해 평생 꾸준히 해야 하는 일인 만큼, 지속가능성이 중요하다. 운동은 가성비 좋게 하자. 적당한 노력으로 최고의 효율을 뽑아내자.

잠을 잘 못 자면,
내 안의 빌런들이 깨어난다

아무도 간섭하지 않으니, 너무 아무렇게나 자는 건 아닌가?

나는 어릴 때 종종 엄마에게 재워달라고 하곤 했다. 엄마가 읽어주는 책을 유난히 좋아해, 아끼는 동화책을 골라 엄마에게 읽어달라고 졸랐다. 이미 다 아는 얘기인데도 잠들기 전에 들으면 마냥 재미있었다. 자기 전 엄마가 읽어주는 책이 나만의 잠들기 전 의식이었다. 잠드는 순간까지 좋아하는 것을 하다 잠들었으니 좋은 꿈을 꾸며 달콤한 잠을 잘 수 있었다.

이제 어른이 된 나를 재워주는 사람은 없다. 내가 알아서 자야한다. 언제 잠들고 언제 일어날지도 내가 정한다. 자기 전에 무엇을 할지도 내 마음이다. 아무도 간섭하지 않으니 어느새 너무 아무렇게나 하고 있었다. 침대에 누워 한 시간이 훌쩍 넘도록 휴대폰으로 유튜브나 인스타그램을 보거나 무의미하게 게임을 하는 날들이 늘어갔다. 잠들기 전 휴대폰을 보는 게 좋지 않다는 건 분명히 안다. 그 시간만큼 더 자면 다음 날 컨디션이 좋을 것도 안다. 하지만 그게 생각처럼 잘 안 된다.

열심히 한 다이어트를 무용지물로 만드는 수면부족

다이어트 할 때는 특히 잠을 잘 자는 게 중요하다. 잠들기 전 오늘 하루를 쭉 돌아보자. 오늘은 하루는 어땠는가? 무엇을 깨달았는가? 잘한 것은 무엇이고 부족한 것은 무엇인가? 뇌는 잠자는 동안 새로운 신경세포를 만들고 신경회로를 연결한다. 오늘 느꼈던 감정과 생각, 했던 행동이 잠자는 동안 장기 기억으로 저장된다. 잠들기 전에 어떤 기분으로 어떤 생각을 하느냐는 잠재의식에 큰 영향을 준다. 오늘 수고한 나를 칭찬해 주고 감사한 점을 떠올리고 긍정적인 생각을 하며 기분 좋게 잠들자. 잠자는 동안 뇌가 달라지며 내일은 더 수월한 하루가 될 것이다.

잠이 중요한 이유는 이외에도 많다. 우리 뇌는 멜라토닌 분비를 통해 낮과 밤 주기를 관리한다. 멜라토닌은 시신경으로 들어오는 빛이 없을 때 분비된다. 밤이 되면 잠들게 하고 아침이 밝으면 잠에서 깨게 하는 것뿐만 아니라 인체 대사에도 영향을 준다. 멜라토닌은 렙틴 민감도를 높이고 스트레스 호르몬인 코르티솔을 감소시키는 역할을 한다. 낮과 밤이 바뀌는 불규칙한 생활을 하면 멜라토닌이 감소해 살찌는 체질이 되기 쉽다.

단 하루만 수면이 부족해도 코르티솔 수치가 높아지고 인슐린 저항성이 높아진다는 연구 결과가 있다. 아무리 식단과 운동을 열심히 해도 수면이 부족하면 살이 쉽게 빠지지 않는다. 같은 양을 먹어도 인슐린 저항성 때문에 인슐린이 더 많이 분비되고 지방이 더 많이 합성된다. 수면이 부족하면 식욕이 올라가고 배고픔도 더 느끼기 때문에 다이어트가 더 힘들어진다.

양질의 수면을 위한 7가지 실천법

1 **최소한의 수면 시간 확보하기** 자정 12시에서 오전 4시 사이를 포함해 7시간 이상 수면을 취하기 위해 최선을 다하자. 낮에는 시간을 흥청망청 쓰다가 잠들기 전에야 할 일을 하느라 늦게 자는 사람이 많다. 잠자는 시간을 소중하게 생각하고, 잠자는 시간을 줄이지 않으려고 노력하면 낮 시간을 더 잘 쓰게 된다.

2 **잠자기 전 나만의 루틴 만들기** 자기 전에 꼭 하는 몇 가지 행동 루틴을 만든다. 차분하게 일정한 행동을 하다 보면 안정감이 느껴지고 규칙적인 생활에도 도움이 된다. 나는 잠들기 전에 세안하고 가볍게 목과 어깨를 마사지한 뒤 스트레칭을 한다. 침대에 누워서는 책을 읽거나 오디오북을 듣다가 스르르 잠든다. 따뜻한 물로 샤워하기, 카페인 없는 차 마시기, 스트레칭하기, 셀프 마사지하기, 일기 쓰기, 책 읽기, 명상하기 등 자기 전에 몸과

마음을 차분하게 정리할 수 있는 나만의 루틴을 찾아보자.

3 **잠들기 전 기분 관리하기** 잠들기 전 어떤 생각을 하는지에 따라 뇌가 달라진다. 오늘 어떤 하루를 보냈든지 간에, 잠들 때 기분이 나빠서는 안 된다. 기분이 나쁘면 부정적인 생각이 들게 마련이다. 잠자는 동안 이런 부정적인 생각이 신경회로로 공고히 굳어지면 곤란하다. 좋은 꿈을 꾸고 다음 날 아침에 기분 좋게 일어날 수 있도록 자기 전에는 좋은 생각을 많이 하자. 불안해하거나 걱정거리가 많은 채로 잠들면 안 된다. 오늘 잘 안 풀렸던 일도 내일은 잘 풀릴 수도 있다. 마음이 편안해지는 음악을 듣거나, 긍정 확언을 듣다가 잠드는 것을 추천한다.

4 **수면 1시간 전부터 전자제품 멀리하기** 침대에 누워 전자제품의 스크린을 보면 수면의 질이 떨어진다. 스크린에서 나오는 블루라이트가 잠들기 어렵게 하기 때문이다. 나는 원래 머리맡에 두었던 휴대폰 충전기를 일부러 침대에서 멀리 떨어지게 옮겼다. 휴대폰을 충전기에 꽂아두고 침대에 들어가니 더 이상 휴대폰을 보지 않게 되었다.

5 **쾌적한 침실 환경 조성하기** 침실에 투자하면 삶의 질이 높아진다. 침구를 더 자주 깨끗이 빨고 내게 딱 맞는 베개를 찾아보자. 빛이나 소리, 휴대폰 알림 등이 수면을 방해하지 않도록 관리하

자. 침실의 온도는 18~21도를 유지하자. 침실 환경을 쾌적하고 단정하게 가꿀수록 수면에 임하는 마음도 달라진다.

6 **카페인 섭취 줄이기** 환자 중 잠들기가 너무 어렵고, 중간에 깨면 다시 잠들기 힘들어 수면제를 처방받고 싶다는 분들이 있다. 커피를 얼마나 드시냐고 물어보면 하루에 3~5잔 이상 마시는데, 커피를 안 먹어도 원래 잠을 못 잔다고 대답한다. 수면의 질이 좋지 않다면 수면제를 처방받기 전에 반드시 카페인을 끊어야 한다. 수면제를 먹으면 아침에 깨기 힘들고, 잠에서 깨도 비몽사몽이니 커피를 마시고, 밤이 되면 또 잠이 오지 않아 수면제를 더 늘리는 악순환이 생길 수 있다. 커피를 아예 끊는 것이 힘들다면 디카페인 커피를 마시고, 오후 4시 이후에는 마시지 않도록 유의하자.

7 **수면 관련 질환이 있다면 치료하기** 수면 무호흡증은 수면 중 호흡이 일시적으로 멈추어 충분한 산소를 공급받지 못하는 상태다. 수면 무호흡증이 있으면 혈액 내 산소 농도가 떨어져 숙면을 취하지 못해 수면의 질이 매우 떨어진다. 그뿐만 아니라 뇌경색, 심근경색, 심부전 등의 질환과도 관련이 높아 반드시 치료를 받아야 한다. 코골이나 이갈이 등 가벼이 여기는 증상도 편안한 수면을 방해하는 요인이 될 수 있으니 진단과 치료를 통해 개선하는 것이 좋다.

나의 상황과 성향에 따라
몸무게 재는 법도 달라야 한다

다이어트 할 때 몸무게는 어떻게 재야 할까?

어떤 사람은 몸무게를 매일 재면 좋다고 하고, 어떤 사람은 일주일에 한 번 정도만 재는 게 좋다고 한다. 누구는 몸무게는 중요하지 않으니 눈바디를 체크하라고 한다. 다들 말이 달라서 어떻게 하는 게 좋을지 헷갈린다.

보통 '지금부터 10kg을 빼겠다', '55kg까지 빼겠다' 등 구체적인 숫자로 다이어트 계획을 세운다. 그리고 이 목표에 도달하기 위해 노력하고 내가 제대로 잘하고 있는지 체크하려고 몸무게를 잰다.

그런데 이 생각에는 변화가 필요하다. 몸무게는 건강한 음식 섭취와 건강한 생활 습관에 따른 결과물이다. 따라서 그리 즉각적으로 변하는 것이 아니다. 근본적이고 제대로 된 변화를 경험하려면 시간이 필요하다. 몸무게가 마음에 안 들어서 몸무게를 바꾸는 것을 목표로 잡고, 여기에 집착하다 보면 올바른 방향을 잃을 수도 있다. 몸무게는 숫자일 뿐이다. 몸과 마음 모두 건강한 상태로 내가 원하는 형태에 이르는 게 중요하다.

CASE 1 | 체중계 숫자에 화가 난다면 몸무게를 재지 마라

매일 몸무게를 재며 0.3kg이라도 빠지면 환호하고, 0.3kg이라도 늘면 분노하는 사람이 있다. 체중계의 눈금에 기분이 좌우된다면 차라리 몸무게를 재지 않는 편이 낫다. 체중계 숫자에 쉽게 동요하는 사람은 0.5kg이 빠지면 '오늘은 좀 더 먹어도 되겠다'고 생각할 수 있다. 반대로 몸무게가 조금이라도 늘면 '열심히 해도 소용없으니 오늘은 그냥 먹어야겠다'며 더 먹을 수 있다.

재산이 한 달 만에 500만원에서 1억원으로 늘 수는 없다. 요행이나 횡재를 바라는 마음으로는 스스로를 바꾸기 어렵다. 궁극적인 변화를 위해서는 시간이 필요하다. 지금 당장 몸무게가 어떻게 변했는지를 체크할 것이 아니라 지금 내가 하는 노력이 제대로 된 것인지를 점검해 봐야 한다. 거울을 보며 몸의 변화를 살피고, 몸이 붓거나 피부가 탄력을 잃지는 않았는지, 너무 기운이 빠지지는 않는지 등을 점검하는 것은 바람직하다. 딱 맞거나 조금 작은 옷을 계속 입어보며 옷이 헐렁해지는지 체크해도 좋다.

이렇게 하면 내가 가고 있는 방향이 맞는지 점검하면서도 계속 꾸준히 노력할 마음을 잃지 않을 수 있다.

CASE 2 | 목표 몸무게까지 3kg이 남았다면 일주일에 한 번 재라

어느 정도 살이 빠져서 내가 목표하는 몸무게까지 3~5kg이 남았다면 체중 재기가 도움이 된다. 내 몸의 상태와 그에 상응하는 몸무게가 어느 정도인지 매칭해 보기 위해서다.

다이어트 목표를 정할 때는 막연히 50kg이 되고 싶다고 생각할 수 있다. 하지만 막상 살을 빼보면 내 키와 뼈 무게, 근육량, 어깨나 골반 넓이, 두상 등에 따라 목표 몸무게의 몸매가 나에게 최선의 몸매가 아닐 수도 있다.

몸무게보다 더 중요한 것은 체지방과 근육의 양이다. 같은 키인데 70kg에 근육이 많은 사람이 50kg에 근육이 없는 사람보다 날씬해 보이기는 어렵다. 하지만 55kg에 근육이 많은 사람은 50kg에 근육이 없는 사람보다 더 날씬하고 탄탄해 보인다.

누가 봐도 살을 충분히 많이 뺀 것 같은데 몸무게는 별로 줄지 않아 스트레스라는 사람들이 있다. 이 경우는 근육량이 늘어난 것이니 스트레스받을 것 없다. 우리는 내 신체에서 나올 수 있는 아름다운 형태의 몸이지, 구체적인 몸무게가 아니다.

"날씬해 보이는데 생각보다 몸무게가 많이 나가네?"라는 말을 듣는 건 부끄러운 일이 아니다. 근육이 많고 보기보다 더 탄탄하다는 뜻이기 때문이다. 어느 정도 살을 뺐다면 이따금 몸무게를 재며 숫자에 적응해 보자.

CASE 3 | 유지어터라면 매일 아침 공복상태로 몸무게를 재라

살을 빼고 난 뒤 유지하는 경우라면 매일 몸무게를 재는 것이 좋다. 미국 체중조절연구소National Weight Control Registry, NWCR에 따르면 다이어트가 끝난 뒤 몸무게를 유지하는 사람 대부분이 매일 몸무게를 잰다고 한다. 나 역시 매일 아침 공복 상태에서 몸무게를 측정한다. 전날 저녁에 음식을 많이 먹었다면 변을 보기 전까지는 몸무게가 당연히 늘어나 있다. 하지만 이것이 체지방이 늘어났다는 의미는 아니다. 체지방보다는 글리코겐이 많이 합성되어 몸무게가 늘어났을 가능성이 높다.

이 경우 평소와 동일하게 식사하면 며칠 내에 원래대로 몸무게가 줄어든다. 하지만 몸무게를 재지 않고 방심한 채, 과식과 몸에 좋지 않은 음식을 반복해 먹으면 그때는 정말 체지방이 늘어날 수 있다. 나는 내가 기준으로 삼는 몸무게에서 2kg 이상 증가하면 정제 탄수화물이나 질이 좋지 않은 지방, 술, 가공식품 섭취를 경계한다. 이런 음식을 지속적으로 섭취하면 렙틴 저항성이 생기고 체중 설정값 자체가 상승할 수 있기 때문이다.

하루에 몇 번씩 몸무게를 재는 것은 절대 금지

아침에 몸무게를 재고, 밥을 먹은 뒤 얼마나 늘었는지 확인하고, 화장실에 다녀와서 몸무게가 줄었는지 확인하고, 운동이 끝난 뒤 몸무게가 줄었는지 확인하는 사람이 있다. 이것은 부자가 되길 원하면서 매일 10번씩 통장잔고를 확인하는 것과 같다. 밥을 사먹고, 관리비를 내고, 생필품을 구매할 때마다 통장잔고를 확인하며 가난해졌다고 절망하는 것이나 마찬가지다. 불필요한 씀씀이를 줄이면 부자가 되는 데 도움이 되지만, 실시간으로 통장잔고를 확인하는 것은 스트레스만 가중할 뿐이다.

물 500ml를 마시면 몸무게가 0.5kg 늘어난다. 소변을 보면 몸무게가 0.2kg 정도 감소한다. 하지만 이것은 살이 찌거나 빠진 것이 아니다. 몸무게는 체지방이 달라지지 않아도 시시각각 조금씩 변한다. 우리가 다이어트로 줄여야 하는 것은 체지방이다.

몸무게를 변하게 하는 대표적 요인으로 글리코겐이 있다. 글리코겐은 포도당을 차곡차곡 쌓아 일정량 저장하는 방법이다. 포도당이 모자랄 때 가장 빠르고 간편하게 보충하는 방법이 글리코겐을 분해해서 사용하는 것이다. 탄수화물 음식을 먹으면 포도당의 일부가 간과 근육에 글리코겐의 형태로 저장된다. 우리 몸에는 일정량의 글리코겐이 있는데, 음식을 적게 먹거나 아예 안 먹으면 우리 몸은 글리코겐부터 분해해 에너지로 사용한다. 글리코겐이 포도당을 1g 저장하려면 3g의 물을 함께 저장해야 한다. 따라서 글리코겐이 소모되면 수분도 함께 빠지며 몸무게가 쉽게 줄어든다. 하지만 그뿐이다. 우리 몸에서 글리코겐이 차지하는 무게는 많아봤자 3kg 정도다. 굶어서 빼면 2~3kg은 쉽게 빠지지만 그 이상긴 빠지지 않는 이유다.

체지방은 글리코겐보다 훨씬 더 줄이기 어렵다. 앞서 설명했듯, 우리 뇌에는 생존을 위해 우리 몸에 필요한 최적의 체지방량을 계산하고 이를 유지하려고 하는 항상성이 있다. 뇌에서 계산한 체중 설정값을 줄이려는 노력 없이 어떻게든 체지방만 빼려고 하면, 어김없이 다이어트 정체기에 이어 요요현상이 찾아온다. 뇌에서 산출하는 체중 설정값은 몇 시간, 며칠 단위로 달라지지 않는다. 체중 설정값을 낮추는 신호로 작용하는 음식을 꾸준히 먹고, 스트레스를 피하고, 규칙적인 생활습관을 유지할 때 천천히 낮아진다.

그러니 하루에도 몇 번씩 체중을 재는 일은 그만두자. 스트레스만 받고 몸무게에 대한 강박이 생기기 쉽다. 다이어트는 편안한 마음으로 천천히, 내 속도에 맞춰 조금씩 꾸준하게 해나가야 하는 일임을 잊지 말자.

좋은 변화가 생겼다면 스스로 보상하라

즉각적인 보상이 없으면 뇌는 하기 싫어한다

《뇌를 읽다》의 저자이자 신경 심리학자인 프레데리케 파브리티우스에 따르면 '우리 뇌는 보상이 곧 주어질 것이 확실하지 않다면 대부분의 변화를 위협으로 인지하도록 진화적으로 길들었다'고 한다. 뇌는 새로운 행동을 경계하고 거부감을 느낀다. 익숙한 행동을 하면 에너지를 아낄 수 있지만, 갑작스럽고 큰 변화가 생기면 현재의 에너지 분배를 바꾸는 위험을 감수해야 하기 때문이다. 우리가 좋은 행동, 필요한 행동이라고 머리로는 알지만 하기 싫은 것은 바로 이런 이유에서다.

뇌는 어떤 행동에서 만족감을 얻으면, 그 행동을 좋아하고 다음 번에도 반복하려 한다. 과식, 음주, 흡연, SNS는 모두 즉각적인 만족감을 주고 나쁜 결과는 나중에 서서히 나타난다.

반면에 건강한 식단, 운동, 독서, 영어 공부와 같은 좋은 습관들은 당장 눈에 보이는 보상은 없고 바라는 결과는 천천히 나타난다. 지금 한 시간 운동했다고 바로 몸이 좋아지지는 않는다.

뇌가 새로운 행동에 거부 반응을 보이지 않게 하려면 만족감을 주어야 한다. 새로운 좋은 습관을 장착하려면 뇌가 만족감을 느끼도록 추가로 보상하는 것이 좋다.

뇌에 만족감을 주는 사소한 보상들

뇌에 만족감을 주기는 어렵지 않다. 성공했다는 성취감을 느낄 수 있는 장치를 마련하고 성공에 대한 사소한 대가를 주면 충분하다. 매일매일 해야 할 최소한의 행동을 정하고 그 행동을 완수할 때마다 스스로를 칭찬해 주자. '잘했어' 또는 '계획을 잘 지켜서 기특해'라는 긍정적인 말만으로도 뇌는 큰 만족감을 느낀다.

체크 리스트를 만들어 성공한 일에 스티커를 붙이거나 지우는 것도 큰 도움이 된다. 해냈다는 만족감을 얻을 수 있고 성공한 경험이 쌓여갈수록 자신감도 커진다. 30일 동안 원하는 목표를 정하고 매일 지킬 때마다 스티커를 붙이는 '꾸주니'라는 앱이 있다. 스티커가 귀엽고, 간단한 코멘트도 남길 수 있어 부담 없이 사용하기 좋다. 식사일기를 쓰고 건강한 음식을 먹을 때마다 스스로를 칭찬하는 말을 써도 좋다.

돈을 이용하는 것도 좋은 방법이다. '챌린저스'라는 앱은 좋은 습관을 만들기 위해 일정 금액을 맡겨 두고, 금액을 되돌려 받는 챌린지로 행동을 독려한다. 매일 스트레칭하기, 물 2L 마시기 등 다양한 챌린지가 있다. 내가 맡긴 돈을 조금씩 되찾으려면 반드시 잊지 않고 챌린지 행동을 실천해야 한다. 이런 작은 장치를 원동력 삼아 반복적으로 새로운 행동을 하다 보면, 어느새 그 행동을 하는 것에 익숙해지고 습관으로 자리 잡는다.

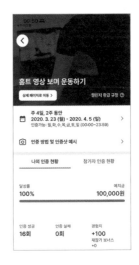

하고 싶은 행동이 있는데 막연히 참으려고 하면 실패하기 쉽다. 배달음식을 시켜 먹는 습관이 있다면 배달시키고 싶을 때마다 그 비용만큼 저금하면 어떨까? 이때 돈을 모으기만 하지 말고, 모은 돈으로 평소 사고 싶던 물건을 나 자신에게 보상으로 선물한다면 뿌듯함을 느낄 수 있다.

올바른 다이어트의 결과는 천천히 나타난다. 원하는 몸, 원하는 몸무게에 도달하는 것만이 결과라고 생각하면 도중에 지칠 수밖에 없다. 다이어트에 성공하려면 다이어트 도중에도 성취감을 느낄 수 있어야 한다. 그뿐만 아니라, 다이어트가 끝나고도 몸무게를 유지하기 위해서 건강에 도움이 되는 행동을 내 것으로 만들어야 한다.

다른 사람의 다이어트를 도와주는 사람이 되어라

남의 눈치를 보느라 더 먹는다?

다른 사람과 함께 음식을 먹을 때는 분위기를 맞추어야 한다. 특히 식사 속도에서 차이가 나면 눈치가 보이기 마련이다. 나는 먹을 만큼 먹었는데 상대방이 아직 먹는 중이면 아무래도 좀 더 먹게 된다. 반대로 상대방이 너무 빨리 먹으면 어쩔 수 없이 나도 속도를 높여서 먹게 된다. 나는 별로 안 먹고 싶어도 상대방이 무언가를 먹고 싶어 하면 같이 먹어야 하는 상황도 있다.

남의 눈치를 보느라 나의 건강을 챙기지 못하면 안 된다. 어쩔 수 없는 상황이 생길 때는 말 그대로 어쩔 수 없다. 하지만 일상생활에서 매일 함께 밥 먹는 사람들의 눈치를 보느라 나의 건강을 해칠 수는 없다. 우리는 주변 사람의 식습관에 영향을 많이 받는다. 친한 친구 중에 비만인 사람이 있다면 내가 비만이 될 확률도

170% 상승한다고 한다. 내 주변의 사람들이 나의 건강과 다이어트를 도와줄지, 방해할지 생각해 보자. 다이어트를 방해할 사람들만 있는 환경이라면 안타깝지만 좀 더 힘을 내야 한다.

건강해지는 방법을 주위와 공유하자

내 주변에는 다이어트를 하는 사람이 없더라도 온라인상에서는 나와 같은 생각과 목적을 가진 사람을 찾을 수 있다. 나와 뜻을 함께하는 사람들과 모임을 만들어 비슷한 행동을 하면 안정감을 얻을 수 있다. 외로운 다이어트를 함께 하는 동지들이 생기면 훨씬 덜 불안해져서 생각보다 큰 도움이 된다.

그리고 나는 다른 사람들의 다이어트를 도와주는 사람인지 방해하는 사람인지도 생각해 보자. 건강한 식습관과 생활습관을 가진 사람이 주변에 있으면 긍정적인 영향을 받기 마련이다. 주변에서 좋은 영향을 받을 수 없는 환경이라면, 내가 선구자가 되어 주변에 좋은 영향을 주기 위해 노력해 보면 어떨까?

아프고 뚱뚱한 몸을 갖고 싶어 하는 사람은 없다. 다만 방법을 몰라 어렵다고 생각할 뿐이다. 다이어트와 건강에 대해 새롭게 알게 된 내용을 주변에 전달해 보자. 남에게 가르칠 때 나 스스로가 가장 많이 배우게 마련이다. 쉬운 일은 아니겠지만, 나뿐만 아니라 주변까지 건강하게 만들 정도의 파이팅이 있다면 다이어트에도 분명히 성공할 수 있다.

오늘 잘못된 식사를 했더라도 괜찮다!

비장한 각오는 버리고 작은 행동부터 시작하자

어느덧 책을 마무리하는 단계에 접어들었지만, 원고를 쓰기 시작할 무렵의 막막함이 아직도 생생하다. 방대한 양의 지식을 새로 접하고, 필요한 자료를 다시 정리하고, 내가 하고 싶은 말을 목차로 뽑았다. 여기까지는 순조로웠고 꽤 할 만했다. 그런데 막상 원고를 쓰려고 하니 정말 한 글자도 쓸 수가 없었다.

머릿속에 하고 싶은 말은 끝없이 많은데, '글'이라는 형태로 풀어내려니 어디서부터 어떻게 무슨 말을 해야 할지 앞이 깜깜했다. 며칠을 끙끙 앓았다. 문장 몇 개를 나열했다 이내 지우기를 반복하며 노트북의 빈 화면만 바라봤다. 주변에 도움을 청하니, 하나같이 "너무 잘하려고 하지 말고 일단 뭐라도 써봐"라고 했다. 나도 그래야겠다고 생각했다. 하지만 '최소한 책이 되게 쓰기는 해야 할 것 아닌가?' 하는 마음을 떨칠 수가 없었다.

마음에 부담이 커질수록 잡념도 함께 자랐다. '아직 준비가 덜 된 것 같은데 자료조사를 더 해볼까? 이렇게 고생해서 책을 썼는데 아무도 안 읽으면 어쩌지?' 하는 걱정까지 들었다. 나중에는 '내가 책을 쓰는 게 맞는 일인가?'라는 의심마저 피어올랐다.

그러다가 문득 깨달았다. 나는 그림을 한 번도 안 그려본 사람이 처음부터 〈모나리자〉를 그리겠다고 결심한 것과 같은 상태였다. 〈모나리자〉를 열심히 관찰하고, 분석하고, 연구하고, 필요한 물감과 도구도 장만하고 모든 준비를 마쳤지만, 실제로는 붓을 잡아본 적이 없는 그림 왕초보가 곧바로 〈모나리자〉를 그리려고 하니 막막해서 아무것도 할 수 없는 상태. 그게 바로 나였다.

'졸라맨이라도 그려보자'라고 마음먹었더니 비로소 글을 쓸 수 있었다. '지금 내가 쓰는 글은 졸라맨을 그리는 거나 같아. 마음에 안 들면 언제라도 새로 그리면 돼'라고 되뇌며 몇 챕터를 썼더니, 오히려 생각보다 빠르게 졸라맨의 형태가 정교해져 갔다.

우리에게 필요한 것은 더 크고 대단한 노력이 아니다

다이어트를 시작하기 전 우리 마음도 이와 비슷하지 않을까? 완벽하게 클린한 식단을 유지하며 헬스장에서 하루에 두 시간씩 운동해서 살을 빼려니, 비장한 각오와 다부진 결심 없이는 다이어트를 시작할 수 없다. 이번에야말로 꼭 성공하고 싶다고 생각하면 할수록 마음의 부담은 커져만 간다.

하지만 이런 생각은 틀렸다. 우리가 이때까지 했던 노력보다 더 크고 대단한 노력을 기울여야 다이어트에 성공하는 것이 아니다. 기존과는 다르게 접근해야만 다이어트에 성공할 수 있다.

처음부터 각을 잡고 너무 완벽하게 하려고 하면 안 된다. 너무 완벽한 식단과 운동으로 다이어트를 하려고 들면 내가 잡은 목표 달성이 너무 어려워진다. 이 상태에서는 조그만 과자 한 조각을 먹어도 그날은 실패한 날이다. 이런 사소한 실패는 '오늘은 어차피 망했으니 내일부터 다시 하자'라는 생각으로 이어진다.

규율을 엄격하게 세울수록 마음 한편에서는 그 규율을 어기고 싶은 반발심이 생겨, 희한하게도 다이어트만 하면 평소에 먹고 싶지 않았던 음식들이 더 생각난다. 나는 다이어트가 아니라 건강 검진 때문에 반드시 금식해야 할 때도 이런 청개구리 심보 때문에 번번이 고생했다. 금식해야 한다는 선고를 받으면 괜히 더 목이 마르고 괜히 더 배가 고팠다. 평소 같으면 아무 생각도 없었을 텐데, 금식이라는 제한이 생기는 순간 오히려 혼자만의 사투를 벌이곤 했다.

지금 당장 실천할 수 있는 사소하지만 좋은 습관들

다이어트에 성공하려면 비장한 각오와 절박한 마음, 완벽한 계획은 갖다 버리고, 지금 내가 당장 할 수 있는 가장 작은 일부터 시작해야 한다.

1 어제보다 조금 더 천천히 씹어 먹기 어제는 아무 생각 없이 음식을 먹었다면 오늘은 내가 음식을 몇 번 정도 씹은 뒤 삼키는지 인식해 보자. 그리고 내일은 오늘보다 5번 더 씹고 삼키는 것을 목표로 한다. 한 입에 25~30번 정도 씹으며 총 식사시간은 20분 이상이면 좋다.

2 지난주보다 샐러드 한 끼 더 먹기 지난주에 샐러드를 한 끼도 안 먹었다면 이번 주엔 샐러드로 한 끼를 먹는다. '매일 저녁으로 샐러드를 먹겠다!'라고 결심하는 순간 매력적인 다른 메뉴들이 자꾸 떠오르고, 피치 못할 저녁 약속이 생길 수도 있다. 지키기 어려운 계획을 세웠다가 실패하면 기운이 빠진다. 내가 쉽게 지킬 수 있는 계획을 세우고, 그 계획을 지켜서 성취감을 얻으면 조금 더 어려운 계획을 실행할 수 있는 힘이 생긴다.

3 달콤한 음료 대신 차, 물 마시기 설탕이 많이 든 음료는 포도당, 과당의 흡수가 몹시 빨라서 인슐린 저항성, 렙틴 저항성을 유발한다. 인공감미료를 넣은 제로 칼로리 음료 역시 칼로리는 낮아도 체중 설정값을 높이는 음식이므로 안심하고 마시면 안 된다. 처음부터 모두 끊으려고 하지 말고 물이나 차를 충분히 마신 뒤에도 이런 음료가 먹고 싶다면 먹되, 천천히 줄여나가자.

다이어트 결심 후, 하지 않으면 좋은 행동들

돈을 쓰면 의지력이 뒤따라오리라는 생각으로 신중하게 고민하지 않고 일단 지르는 것은 썩 좋은 방법이 아니다. 이런 행동이 효과적인 사람도 있겠지만, 이것보다 훨씬 더 쉽고 가볍게 마음먹을 수 있는 행동이 있다는 것을 잊지 말자.

1 **무작정 헬스장 등록하기** 꼭 헬스장에 가야만 운동할 수 있는 것은 아니다. 헬스장에서 운동하는 법을 이미 잘 안다면 헬스장에 등록해도 좋다. 하지만 만약 헬스장에서 제대로 이용할 수 있는 기구라고는 러닝머신밖에 없다면 제발 함부로 등록하지 않았으면 한다. 아무리 유튜브에 운동 방법이 잘 나와 있다고 해도, 막상 햇병아리가 헬스장에 가서 근육으로 무장한 사람들 사이에 끼어 운동하기란 생각보다 굉장히 어렵다. 이런 경험을 하고 나면 다음번에 헬스장에 가는 것이 두려워지고 결국 헬스장 기부천사가 되고 만다.

2 **닭가슴살 대량으로 구매하기** 닭가슴살은 다이어트 음식의 대명사다. 닭가슴살이 진짜 맛있어서 먹는 건 괜찮다. 하지만 먹기 싫은 닭가슴살을 냉동실에 넣어놓고 꾸역꾸역 먹으려면 다이어트가 괴로워진다. 얼른 다이어트를 끝내고 닭가슴살 대신 치킨을 먹고 싶다는 생각이 간절해질 것이다.

3 **다이어트 식품 구매하기** 무설탕, 저지방, 고단백 등의 문구로 우리를 유혹하는 다이어트 식품이 많다. 하지만 이런 식품은 죄책감을 덜어줄 뿐 실제로 다이어트에 도움이 되는 것은 아니다. 단백질이 20g 들어 있는 프로틴바에 설탕도 30g 들어 있는 경우가 허다하다. 화학물질이 많은 가공식품이라 오히려 다이어트를 방해할 수도 있다.

'그나마 낫겠지'라는 생각에 별로 맛있지도 않은 다이어트 식품을 먹다가는 만족감이 들지 않아 오히려 입이 터지기 쉽다. 차라리 내가 진짜 먹고 싶은 음식을 살이 덜 찌는 방법으로 조절해서 먹는 편이 낫다.

다이어트가 쉬웠다면 진작에 성공했을 것이다

다이어트는 어려운 도전이다. 쉬웠다면 진작에 성공했을 것이다. 어려운 도전에 성공하기 위해서는 지금 내가 할 수 있는 작은 일부터 시작해야 한다. 작은 행동을 해내고 나면 성취감이 들고 그 성취감이 다음 행동을 하는 동력이 된다. 나 역시 이 책을 쓸 때 '오늘은 꼭 세 챕터는 써야지'라고 마음먹으면 오히려 노트북을 펴기도 싫어졌다. 오늘 다 하려면 밤을 새워야 하나 싶은 부담감이 들면 세 챕터는커녕 한 문장도 제대로 쓸 수 없었다. 오히려 글이 잘 써졌던 날은 '30분만 쓰자', '딱 한 문단만 쓰자', '일단 써보고 안 되면 일찍 자자'라고 생각했던 날이었다.

다이어트 역시 마찬가지다. 10kg 감량이라는 거창한 목표가 주는 부담감에 짓눌려 아무 행동도 하지 않으면, 내가 원하는 것을 결코 얻을 수 없다. 기존의 생활습관을 수정하기 위해 매일 반복하는 작은 행동이 지치고 힘든 순간에도 나를 무너지지 않게 지탱해 주는 안전선이 된다.

그렇게 어제보다 나은 오늘, 오늘보다 나은 내일을 위해 조금씩 나아가다 보면 나도 모르게 훌쩍 달라진 내 모습을 발견하게 될 것이다.

기분이 식욕이 되지 않게

초판 1쇄 발행 2023년 11월 27일
초판 2쇄 발행 2024년 6월 10일

지은이   이유주
펴낸이   최선애
펴낸곳   북테이블
출판등록   제2020-000120호
주소   03939 서울시 마포구 월드컵북로27길 62
전화   02-303-3690
팩스   0504--343-8650
이메일   book_table@naver.com
홈페이지   www.booktable.co.kr

교정교열   김혜영
디자인   디박스
인쇄대행   공간코퍼레이션

값 18,800원   ISBN 979-11-983788-0-4 03510